essentials

Essentials liefern aktuelles Wissen in konzentrierter Form. Die Essenz dessen, worauf es als „State-of-the-Art“ in der gegenwärtigen Fachdiskussion oder in der Praxis ankommt. *Essentials* informieren schnell, unkompliziert und verständlich

- als Einführung in ein aktuelles Thema aus Ihrem Fachgebiet
- als Einstieg in ein für Sie noch unbekanntes Themenfeld
- als Einblick, um zum Thema mitreden zu können

Die Bücher in elektronischer und gedruckter Form bringen das Fachwissen von Springerautor*innen kompakt zur Darstellung. Sie sind besonders für die Nutzung als eBook auf Tablet-PCs, eBook-Readern und Smartphones geeignet. *Essentials* sind Wissensbausteine aus den Wirtschafts-, Sozial- und Geisteswissenschaften, aus Technik und Naturwissenschaften sowie aus Medizin, Psychologie und Gesundheitsberufen. Von renommierten Autor*innen aller Springer-Verlagsmarken.

Gernot Schiefer · Carel Kouetha Simo

Linien-Coaching – die Integration von Führung und Coaching

Über die Doppelrolle einer coachenden Führungskraft

Springer

Prof. Dr. Gernot Schiefer
Saarbrücken, Saarland, Deutschland

Carel Kouetha Simo
Mannheim, Deutschland

ISSN 2197-6708 ISSN 2197-6716 (electronic)
essentials
ISBN 978-3-662-72574-0 ISBN 978-3-662-72575-7 (eBook)
https://doi.org/10.1007/978-3-662-72575-7

Die Deutsche Nationalbibliothek verzeichnet diese Publikation in der Deutschen Nationalbibliografie; detaillierte bibliografische Daten sind im Internet über https://portal.dnb.de abrufbar.

Springer ist ein Imprint der eingetragenen Gesellschaft Springer-Verlag GmbH, DE und ist ein Teil von Springer Nature.
Die Anschrift der Gesellschaft ist: Heidelberger Platz 3, 14197 Berlin, Germany

Wenn Sie dieses Produkt entsorgen, geben Sie das Papier bitte zum Recycling.

Was Sie in diesem *essential* finden können

- Einen fundierten Einblick in die Chancen und Herausforderungen von Führungskräften, die ihre Mitarbeiter selbst coachen.
- Erkenntnisse darüber, wie Führungskräfte mit den Rollenkonflikten zwischen Coach und klassischer Führung umgehen.
- Ein tieferes Verständnis für die veränderte Erwartung an Führungskräfte und Mitarbeiter*innen, die durch coachende Führung entsteht.
- Erkenntnisse darüber, welche organisatorischen und kulturellen Rahmenbedingungen die Wirksamkeit von Linien-Coaching fördern.

Inhaltsverzeichnis

1 Einleitung: Die VUCA-Welt und das Bedürfnis nach einem neuen Führungsverständnis 1

2 Was ist Coaching? 5

2.1 Ein Blick auf seine Definition und Abgrenzung zu verwandten Konzepten 5

2.2 Coaching-Ansätze: Ein kurzer Überblick über unterschiedliche Methoden und Systeme 9

3 Zur Bedeutung von Führung 13

3.1 Ein Blick auf bewährte Führungstheorien 13

3.2 Der Ursprung des Linien-Coachings: die transaktionale und transformationale Führung 17

4 Die coachende Führungskraft – der Kern des Linien-Coachings 21

5 Das Wirkungsmodell der coachenden Führung 33

6 Fazit 45

Was Sie aus diesem *essential* mitnehmen können 49

Literatur 51

Abkürzungsverzeichnis

DBVC	Deutscher Bundesverband Coaching
DVCT	Deutscher Verband für Coaching und Training
GTM	Grounded Theory Methodology
KPIs	Key Performance Indicators
RGTM	Reflexive Grounded Theory Methodology
VUCA	Volatility Uncertainty Complexity Ambiguity

1 Einleitung: Die VUCA-Welt und das Bedürfnis nach einem neuen Führungsverständnis

In den letzten Jahren haben sich Menschenbild und Arbeitswelt grundlegend gewandelt. Dies spiegelt sich im Verständnis von Führung und an den veränderten Erwartungen der Mitarbeiter*innen an ihre Führungskräfte wider. Es gab schon immer einen engen Zusammenhang zwischen der Arbeitswelt und den bevorzugten Führungskonzepten; während der industriellen Revolution hat beispielsweise der Taylorismus die transaktionale Führung durch Anreizmodelle gefördert. Auch heutzutage beeinflussen gesellschaftliche und technologische Veränderungen das Führungsverhalten und prägen verschiedene Führungsstile und -merkmale (Lindner und Greff 2018).

Das Thema „Digitale Transformation“ ist derzeit allgegenwärtig. Besonders im industriellen Kontext wird häufig von „Industrie 4.0“ gesprochen. Sowohl Individuen als auch Unternehmen spüren die weitreichenden Auswirkungen dieser Entwicklung deutlich. Daher wird die aktuelle Phase vielfach als vierte industrielle Revolution bezeichnet (Schwab 2016). Das gegenwärtige Geschäftsumfeld wird von der hohen Geschwindigkeit und einem großen Ausmaß des Wandels geprägt. Doch auch das Fehlen klar definierter Vorgehensweisen beeinflusst das Geschäftsumfeld. Diese Umweltsituation wird oft als VUCA-Umwelt bezeichnet, wonach die Umwelt von häufig auftretenden Veränderungen und sprunghaften Entwicklungen (Volatility) geprägt ist. Dabei ist es kaum vorhersehbar, wann welche Abweichungen auftreten können (Uncertainty). Gleichzeitig wirken viele Elemente miteinander (Complexity) und Mehrdeutigkeiten bzw. sogar Widersprüche, beispielsweise im Umgang mit persönlichen Daten, nehmen zu (Ambiguity) (Petry 2018). Zusätzlich zu dieser VUCA-Umwelt bewirken Megatrends eine

G. Schiefer und C. K. Simo, *Linien-Coaching – die Integration von Führung und Coaching*, essentials, https://doi.org/10.1007/978-3-662-72575-7_1

grundlegende und langfristige Veränderung in der Welt. Diese Trends haben Einfluss auf Gesellschaft, Wirtschaft, Politik, Wissenschaft, Technik, Kultur und die Arbeitswelt. Dazu gehören unter anderem:

- Globalisierung
- hohe Wirtschaftsdynamik
- Digitalisierung
- demografischer Wandel
- Fachkräftemangel
- eine veränderte Präferenz von Beschäftigten (Franken 2016, S. 147)

Diese Megatrends und die VUCA-Welt erfordern nicht nur ein Umdenken in Unternehmen, sondern verlangen auch nach einem neuen Führungsverständnis in der Geschäftswelt. In der Wissenschaft herrscht Einigkeit darüber, dass die mit diesen Megatrends einhergehenden Herausforderungen nicht mit autoritärer Führung in starren hierarchischen Strukturen bewältigt werden können. Zur Bewältigung dieser zunehmend komplexen Anforderungen werden im Diskurs vermehrt folgende Führungsansätze fokussiert:

- Agile Führung
- Transformationale Führung
- Dienende Führung
- Selbstorganisation
- Evolutionäre Führung
- Positive Führung
- Virtuelle Führung

Diese Führungsansätze bringen zusätzliche Erwartungen mit sich und erfordern neue bzw. andere Kompetenzen – sowohl von den Führungskräften als auch den Mitarbeiter*innen. Letztere müssen autonomer und selbstständiger handeln. Gleichzeitig ändern sich die Erwartungen an die Rolle der Führungskräfte. Diese werden nun als Wegweiser*innen beschrieben und sind seit geraumer Zeit nicht mehr in erster Linie die Expert*innen und Vorgesetzten, die Anweisungen geben (Creusen et al. 2017; Berger 2018).

Schiefer und Nitsche erwähnen, dass die Rolle der Führungskräfte sich in der agilen Organisation wandelt – von Manager*innen und Fachexpert*innen zu Coaches, Koordinator*innen und Berater*innen (Rutz 2017, zitiert nach Schiefer und Nitsche 2019, S. 14). Außerdem erwähnen sie, dass fachliche Expertisen der Führungskräfte für die Umsetzung agiler Führung nicht mehr ausreichend sind. Vor allem gefragt sind Coaching-Fähigkeiten, soziale Kompetenzen und ein systemisches Vorgehen (Geschwill und Nieswandt 2016, zitiert nach Schiefer und Nitsche 2019, S. 15). In seinem Buch „Werteorientierte Unternehmensführung" kommt Richard Barrett (2016, S. 182) zu der Schlussfolgerung, dass – um eine effektive Führungskraft zu sein – diese zu einem effektiven Coach werden müsse. In einer 2011 von der HayGroup gemeinsam mit dem deutschen Zukunftsforschungs-Unternehmen Z-Punkt durchgeführten Studie zum Thema „Führungskräfte für eine neue Welt: was die Zukunft von Führungskräften verlangt" wird den Führungskräften die Rolle Chef*in, Mediator*in und Coach zugeschrieben (2011, S. 8). Auch Christoph Negri (2019, S. 166) kam in einer Studie zu dem Ergebnis, dass Führungskräfte selbst eine Veränderung ihrer Führungsrolle hinsichtlich des zunehmenden Coachings von Mitarbeiter*innen feststellen. Sie sehen sich vermehrt als Orientierungshelfer*innen und Prozessbegleiter*innen. Dies bedeutet für die neue Führung: Um erfolgreich zu sein, müssen ausgeprägte Coaching-Fähigkeiten herausgebildet werden (Negri 2019, S. 166).

Allerdings existiert in der Literatur und Wissenschaft ein grundlegender Disput, ob Führungskräfte in ihrer Funktion ihre Mitarbeiter*innen coachen können und dürfen (Funk 2014, S. 14). Für einige Vertreter*innen der Coaching-Praxis und der Wissenschaft ist diese Doppelrolle nicht möglich. Für Eric Lippmann (2005) ist es fraglich, ob es einer Führungskraft gelingen kann, die verschiedenen und teilweise widersprüchlichen Rollenanforderungen zwischen Coach und Führungskraft zu vereinbaren. Aus seiner Sicht kann die Führungskraft nie neutral sein, da sie immer auch eigene Interessen bzw. diejenigen der Organisationen vertritt. Looss (1997, S. 149) geht in der Kritik noch weiter und spricht von einem „leistungsbewertendem Vorgesetzten-Wolf bzw. einer leistungsbewertenden Vorgesetzen-Wölfin im partnerzentrierten Schafspelz des Beraters bzw. der Beraterin. Im Gegensatz zu einem externen Coach müssen Führungskräfte nicht nur die Entwicklung ihrer Mitarbeitenden fördern, sondern auch die Leistungen fordern und beurteilen können. Dieses Dilemma zwischen Fordern und Fördern ist Teil der Führungsrolle und verschärft sich zwangsläufig, sobald der Leistungs- und Ergebnisdruck zunimmt. Außerdem haben Führungskräfte einen enormen Einfluss auf die Karriere- und Entwicklungsmöglichkeiten ihrer Mitarbeiter*innen (Fischer-Epe 2019, S. 229). Neben diesem Rollenkonflikt wird von manchen Autoren auch die Professionalität bzw. Qualität des Coachings durch die Führungskräfte aufgrund mangelnder Kompetenzen infrage gestellt (Lippmann 2005).

Was ist Coaching? 2

2.1 Ein Blick auf seine Definition und Abgrenzung zu verwandten Konzepten

In der Coaching-Branche hat es in den letzten Jahren einen regelrechten Boom gegeben. Als eigener Wirtschaftszweig ist Coaching aus unseren Industriegesellschaften kaum mehr wegzudenken (Gasche 2021, S. 17.) Aktuelle Forschungsergebnisse deuten darauf hin, dass dieses Wachstum weiter anhalten wird (Stephan et al. 2010). Die Vielzahl und Unterschiedlichkeit der Angebote sind kaum zu übersehen; darüber hinaus sind Coaching-Angebote mittlerweile in nahezu allen Bereichen und zu einer Vielzahl von Themen zu finden. Doch worum genau geht es im Coaching? Eine klare Antwort auf diese Frage zu finden, ist nicht einfach, denn in der Literatur existieren zahlreiche und unterschiedliche Definitionen des Begriffs *Coaching*. Eine 2010 durchgeführte Studie ergab weit mehr als 150 verschiedene Definitionen von Coaching. Dabei ist als zentrales Ergebnis festzuhalten: Eine einzige Coaching-Definition, die das Coaching in seinem Kern allgemein und themenübergreifend beschreibt und auch eine durchgängige Akzeptanz in der wissenschaftlichen Welt sowie unter Praktikern genießt, ist bisher noch nicht gefunden und dürfte so schnell auch nicht ermittelt werden (Böning 2015, S. 7). Im folgenden Abschnitt werden zunächst verschiedene, relevante Definitionen von Coaching skizziert, anschließend wird daraus ein spezifisches Verständnis von Coaching erläutert. Ein kurzer Auszug einiger Definitionen in der Literatur verdeutlicht die Vielfältigkeit dieses Themas.:

Lippmann definiert Coaching wie folgt:

> Coaching ist eine professionelle Form individueller Beratung im beruflichen Kontext mit Fokus auf das Spannungsfeld Person – Rolle(n) – Organisation, in der vom Kundensystem definierte Anliegen heraus- bzw. bearbeitet werden, in der entsprechende

G. Schiefer und C. K. Simo, *Linien-Coaching – die Integration von Führung und Coaching*, essentials, https://doi.org/10.1007/978-3-662-72575-7_2

Ziele definiert werden, für und bei deren Erreichung das Kundensystem generell darin unterstützt wird (Lippmann 2013, S. 23).

Die Definition von Coaching durch Grant lautet:

> Coaching is a goal-oriented, solution-focused process in which the coach works with the coachee to help identify and construct possible solutions, delineate a range of goals and options, and then facilitate the development and enactment of action plans to achieve those goals (Grant 2006, S. 156).

Greif schreibt dazu Folgendes:

> Coaching ist eine intensive und systematische Förderung ergebnisorientierter Problem- und Selbstreflexionen sowie Beratung von Personen oder Gruppen zur Verbesserung der Erreichung selbstkongruenter Ziele oder zur bewussten Selbstveränderung und Selbstentwicklung (Greif 2008, S. 59).

Einige Experten definieren Coaching ausschließlich im beruflichen Kontext. Jedoch ist diese Definition nicht weit genug gefasst, da Coaching bereits die Grenzen zwischen Unternehmen durchbrochen hat und zunehmend auch im Privatleben Anwendung findet. Coaching ist nicht nur ein Werkzeug für Fach- und Führungskräfte oder ausschließlich für berufliche Themen, sondern dient auch zur Lösung persönlicher Probleme. Aus diesem Grund orientiert sich das Coaching-Verständnis für diesen Text an der Definition von Sonja Radatz.

Coaching ist aus Sicht von Radatz (2018, S. 85) eine Vorgehensweise der Problemlösung zwischen den Spannungsfeldern Privatleben, Beruf und Organisation oder in einem dieser drei Bereiche – eine auf Wissenschaft basierte Problemlösungsmethode, in welcher der Coach für die passenden Fragen, hilfreichen Zusammenfassungen und die Einhaltung des Ablaufs verantwortlich ist, und der Coachee eigenständige Lösungen für seine Situation – für seine anstehenden Fragestellungen – findet. Generell ist es das Ziel des Coachs, die Klient*in so zu unterstützen, dass sie neue Möglichkeiten erkennt und zu nutzen lernt. Es gilt, Wahrnehmung, Erleben und Verhalten der Klient*in zu verbessern oder sogar zu erweitern. Durch neugieriges Nachfragen, das Wiedergeben von Eindrücken und das Ableiten neuer Hypothesen, aktives Zuhören, Paraphrasieren, Verbalisierung von Emotionen soll die Coachee dazu angeregt werden, für sich relevante Informationen zu produzieren. Während des Beratungsprozesses soll die Klient*in selbst die Möglichkeit haben, eigene Wissensstrukturen zu überprüfen, zu hinterfragen, zu erweitern, zu relativieren und zu spezifizieren.

Als eine aus der Praxis heraus entstandene und entwickelte Dienstleistung haben Coaching-Maßnahmen keinen eindeutigen theoretischen Hintergrund, der einem bestimmten Modell oder einer spezifischen Theorie zugeschrieben werden kann; vielmehr beruhen sie auf verschiedenen Theorien und Modellen (Rauen 2014, S. 27). Dies führt dazu, dass Coaching sehr oft mit anderen Beratungsformaten verwechselt wird, z. B. Supervision oder Psychotherapie. Um hier mehr Klarheit zu schaffen, wird in diesem Kapitel die Abgrenzung von Coaching zu anderen Beratungsformaten dargestellt.

Abgrenzung von Coaching zur Supervision
Die Arbeitsform der Supervision weist im Vergleich zum Coaching zahlreiche Ähnlichkeiten auf. Besonders seitens deutscher Supervisor*innen wird oft postuliert, dass es sich um ein und dasselbe Format handele (Schreyögg et al. 2019, S. 28). Beide Formate verfolgen beratende Zwecke, unterscheiden sich jedoch deutlich durch ihre jeweiligen historischen Wurzeln, die bis heute prägend sind. Supervision entstand beispielsweise in der US-amerikanischen Sozialarbeit als Clinical Supervision (Schreyögg 2013, S. 235), während Coaching mittlerweile in weit über den beruflichen Kontext hinausgehenden Bereichen Anwendung findet. Die gesamte Entwicklung von Supervision, ihre konzeptionelle Einbettung wie auch ihre Praxis sind stark an die Sozialarbeit und deren Ausbildungsstätten gekoppelt. So ist Supervision bis heute besonders in den Bereichen *Sozialarbeit* und *Sozialpädagogik* verankert. Daraus resultiert eine Präferenz für Felder, die der Sozialarbeit nahestehen, z. B. *Psychotherapie* und *Pädagogik* (Schreyögg 2011, S. 239). Coaching dagegen entwickelte sich erst später in der US-amerikanischen Personalarbeit (Schreyögg et al. 2019, S. 29). Ursprünglich zielte Coaching vor allem darauf ab, Veränderungsprozesse auf der Führungsebene zu initiieren und damit Impulse „von oben" in die Organisation zu geben, während Supervision traditionell stärker auf die Arbeitsebene ausgerichtet war und Veränderungen eher „von unten" anstoßen sollte (Schreyögg 2003, S. 217).

Abgrenzung von Coaching zum Training
Coaching und Training werden von den meisten Autor*innen als deutlich unterschiedliche Formate beschrieben, obwohl es vereinzelt Autor*innen gibt, die Coaching und Training miteinander in Verbindung bringen. Diese Autor*innen nennen typische Coaching-Themen, die dann trainingsartig behandelt werden. Die Mehrheit der Autor*innen sieht jedoch in der Typisierung der Themen die entscheidende Differenz: Beim Training stehen die zu behandelnden Themen von Anfang an fest und werden durch die Rollenerwartungen der Organisation bestimmt (Schreyögg et al. 2019, S. 30). Das Training dient dem gezielten Auf- und Ausbau

bestimmter Verhaltensweisen und Fähigkeiten, wobei oft das Erlernen eines *idealen* Ablaufmusters für entsprechende Situationen im Vordergrund steht. Beispiele hierfür sind die Verbesserung der Kommunikation bei Führungskräften, Verkaufstrainings, Moderationstrainings, Rhetoriktrainings und vieles mehr (Webers 2015, S. 7). Die individuellen Bedürfnisse des Trainierenden sind zwar maßgeblich, aber der Schwerpunkt liegt weniger auf dem Individuum als vielmehr auf dem individuellen Verhalten und den Trainingsinhalten (Rauen 2014, S. 13). Im Gegensatz dazu wird beim Coaching die jeweils zu behandelnde Thematik erst durch den Dialogprozess zwischen Coach und Klient*in herausgearbeitet, es wird also personenzentriert gearbeitet (Schreyögg et al. 2019, S. 30).

Abgrenzung von Coaching zur Psychotherapie

Coaching ist keine verdeckte Psychotherapie für Manager*innen, auch wenn viele Methoden aus psychotherapeutischen Schulen eingesetzt werden. Grundsätzlich richtet sich Coaching an *gesunde* Personen bzw. konzentriert sich hauptsächlich auf die Herausforderungen, die sich aus der Berufsrolle ergeben. Dies kann jedoch mit privaten Anliegen und persönlichen Schwierigkeiten zusammenhängen (Rauen 2014, S. 5). Die Abgrenzung zwischen Coaching und Psychotherapie lässt sich am besten durch das Vorhandensein einer Psychopathologie beschreiben, d. h. einer als klinisch relevant eingeschätzten Störung aufseiten der Klient*in. Anders ausgedrückt, wenn eine Psychopathie vorliegt, bei der beispielsweise kein ausreichendes Maß an Selbststeuerung und -verantwortung erkannt werden kann, ist Coaching kontraindiziert (Schreyögg et al. 2019, S. 34).

Abgrenzung von Coaching zu Mentoring

Das Konzept des Mentorings bezeichnet eine Form der Beziehung zwischen einer erfahrenen Führungskraft (*Mentor*in*) und einem Lernenden (*Mentee*) (Von Schumann 2014, S. 5). Die Mentor*in unterstützt den Mentee bei seiner Entwicklung im Unternehmen, in der Führungsrolle und auch in besonders herausfordernden Führungssituationen (Gasche 2021, S. 40). Mentor*innenprogramme sind in vielen Unternehmen ein etabliertes Instrument der Personalentwicklung, wobei sich diese Programme hinsichtlich ihrer Struktur bzw. der Auswahl und Qualifikation der Mentor*innen stark unterscheiden. Methodisch gesehen bestehen die Hauptunterschiede zum Coaching darin, dass die Mentor*in keine neutrale Position gegenüber dem Mentee einnimmt, sondern sich als dessen *Pate* oder *Förderer* versteht. Zum anderen handelt es sich beim Mentoring im Gegensatz zum Coaching nicht um einen zielgerichteten, zeitlich klar begrenzten Prozess, sondern um eine längerfristige Entwicklungs- und Fördermaßnahme, die in der Regel auch keine psychologischen Beratungselemente enthält (Landes und Steiner 2013, S. 219 f.).

2.2 Coaching-Ansätze: Ein kurzer Überblick über unterschiedliche Methoden und Systeme

Der Begriff des *Coaching-Ansatzes* wird in der aktuellen deutschsprachigen Literatur entweder gar nicht oder aber sehr beliebig benutzt (Ryba 2021, S. 375). In der Psychotherapie sind unter Ansätzen jene Theoriesysteme zu verstehen, die Begriffe und klare Regeln zur Beschreibung, Erklärung und Veränderung von psychischen Krankheiten vorgeben (Linden 2009, S. 264). Genauso können Coaching-Ansätze als theoretische Grundlage für Interventionsmethoden oder -konzepte verstanden werden. Die meisten Coaches greifen auf eine Vielzahl von Methoden zurück, die unterschiedlichen theoretischen Ansätzen entstammen, und kombinieren diese in unterschiedlichem Maße reflektiert (Drath 2012). Dieses Vorgehen wird häufig als eklektisch und damit als wenig wissenschaftlich fundiert kritisiert, da es den Eindruck eines konzeptlosen Zusammenstellens und Vermischens verschiedener Techniken vermittelt. Für ein wirksames Coaching ist es jedoch zentral, die gewählten Methoden nicht bloß additiv einzusetzen, sondern sie kohärent in ein durchdachtes Gesamtkonzept einzubetten (Ryba 2021, S. 375).

Im Folgenden werden fünf Grundansätze skizziert und zusammengebracht.

Systemischer Ansatz

Im systemischen Ansatz geht es weniger um intrapsychische Prozesse im Individuum, sondern primär um die Interaktion zwischen Personen und ihre rekursiven Wechselbeziehungen (Ryba 2021, S. 394). In diesem Ansatz werden Einzelpersonen, Familien, Organisationen und Teams als Systeme betrachtet. Der systemische Ansatz richtet die Aufmerksamkeit auf das Zusammenwirken der verschiedenen Elemente in einem System, versucht ihrer Komplexität gerecht zu werden und beschreibt Wechselwirkungen, Wechselbeziehungen, Ergänzungsprozesse und gegenseitige Beeinflussungen. Diese Betrachtungsweise wird als *zirkulär* bezeichnet, da sie das Handeln nicht nur aus einem einzelnen Faktor erklärt – im Gegensatz zu kausalen und linearen Betrachtungsweisen (Ellebracht et al. 2009, S. 14).

Lösungsfokussierter Ansatz

Das lösungsfokussierte Coaching hat, wie die meisten Coaching-Ansätze, seine Ursprünge in der Psychotherapie und ist aus der lösungsfokussierten Therapie entstanden. Dieser Ansatz ist insbesondere auf Steve de Shazer (1940–2005) im Zusammenwirken mit seiner Frau Insoo Kim Berg (1934–2007) zurückzuführen (Radatz 2018, S. 258). Beeinflusst wurden sie durch die Arbeit von Milton Erickson und seinem hypnotherapeutischen Ansatz. Dessen Verständnis für die Ressourcen der Klient*in als Ansatzpunkt für die Lösung von Problemen war ein wichtiger Ausgangspunkt für die Grundprinzipien der lösungsfokussierten Therapie (Ryba 2021, S. 382). Nach de Shazer gibt es daher zwischen Klient*in und Therapeut*in so etwas wie echtes Verstehen gar nicht, sodass es daher keinen Sinn macht, das Problem der Klient*in zu analysieren. Der Coach sollte sich vielmehr auf Ziele, Lösungen und Ressourcen konzentrieren, statt an Problemen und deren Entstehung anzusetzen, und hilft der Klient*in dabei, ihre wünschenswerte Zukunft sowie ihre eigenen Ressourcen zu entdecken, damit das Ziel auch Realität werden kann. In diesem Ansatz wird davon ausgegangen (Middendorf 2019, S. 3 ff.), dass jede Klient*in die notwendigen Ressourcen in sich selbst und ihrer Umgebung findet.

Transaktionsanalyse

Die von Eric Berne (1910–1970) konzipierte und von zahlreichen Mitstreiter*innen weiterentwickelte Transaktionsanalyse (TA) entstammt mit vielen ihrer Grundideen der Psychoanalyse (Hagehülsmann 2017, S. 138). Dieser Ansatz bietet praxisorientierte Konzepte, um Menschen und menschliche Beziehungen besser zu verstehen. Im Unterschied zum Sender*in-Empfänger*in-Modell der Kommunikationstheorie, in der von Kommunikationseinheiten gesprochen wird, ist in der Transaktionsanalyse von Transaktionen die Rede. Die TA basiert auf der Annahme, dass die Sender*in einer Botschaft mit Verhaltenssignalen immer aus einem Ich-Zustand auf die Empfänger*in der Botschaft wirkt. Die Empfänger*in reagiert unterschiedlich, je nachdem, welcher ihrer Ich-Zustände durch die Botschaft angesprochen wurde bzw. aus welchem Ich-Zustand sie sich angesprochen fühlt. Die Transaktionsanalyse ist mehr als eine Technik, die erlernt und angewendet werden kann. Sie ist vielmehr ein Modell, das menschliches Verhalten erklärt (Schumacher 2011, S. 15).

Verhaltenstherapeutische Ansätze

Verhaltenstherapeutische Vorgehensweisen wurden zunächst in den ersten Jahrzehnten des zwanzigsten Jahrhunderts in strikter Anlehnung an lerntheoretische und verhaltenspsychologische Prinzipien entwickelt, insbesondere die klassische und operante Konditionierung. Bei diesem Ansatz wird Verhalten als gelernt und auch als wieder verlernbar betrachtet (Borg-Laufs 2017, S. 106). Das konkrete Verhalten einer Person hat aus Sicht dieses Ansatzes weniger mit einer Persönlichkeitstendenz zu tun. Der Fokus liegt hier stärker auf dem Lernprozess und der Verhaltensweise. Psychische Störungen werden als dysfunktionale Lern- und Anpassungsprozesse verstanden, die zu aktuellen Einschränkungen führen. Aufgabe des Coachs im verhaltenstherapeutischen Ansatz ist es, der Klient*in dabei zu helfen, sich ihrer nicht ausreichend angepassten Denk- und Verhaltensweisen bewusst zu machen. Problematisches Verhalten soll dann abgebaut und Schritt für Schritt durch neues und erwünschtes Verhalten ersetzt werden. Im Zentrum dieses Ansatzes steht also die direkte Verhaltensänderung (Ryba 2021, S. 383 f.).

Psychodynamische Ansätze im Coaching

Bei den psychodynamischen oder tiefenpsychologischen Ansätzen geht es um das Wirken von bewussten und unbewussten seelischen Kräften, was auf die psychoanalytische Konzeptentwicklung zurückgeht. Sigmund Freud hat mit der von ihm begründeten Psychoanalyse ein Konzept des Psychischen und seiner Erkrankungen und ein differenziertes Konzept von deren Behandlung entwickelt. Die Mehrzahl der heute vertretenen Psychotherapie- und Coaching-Konzepte baut entweder auf psychoanalytischen Konzepten auf oder arbeitet sich kritisch an ihnen ab. Diese Ansätze sind auch in das Feld des Coachings und der Organisationsberatung übertragen worden (Ryba 2021, S. 376 ff.). Bei diesen Ansätzen geht es um Instrumente, die der Reflexion und dem Verständnis des Wirkens seelischer Kräfte dienen. Sie erlauben die Verbindung von Einzelbeobachtungen und das Erkennen von Zusammenhängen, die über die Wahrnehmungsebene hinausgehen. Die zentralen Punkte des psychodynamischen Coachings sind die Analyse und Bearbeitung von Kommunikationsprozessen, Emotionen, Konflikten und Potenzialen auf bewusster und insbesondere unbewusster Ebene (Neukom et al. 2013, S. 54).

Die hier definierten Coaching-Ansätze repräsentieren nur einen kleinen Auszug aus den existierenden wissenschaftlich fundierten Ansätzen. Weitere bekannte Ansätze sind zum Beispiel: Hypnotherapie oder Gestalttherapie. Zudem boomt der Coaching-Markt, sodass immer mehr neue Ansätze entstehen, die zum Teil keine wissenschaftliche Grundlage haben. Der systemische bzw. lösungsorientierte Ansatz ist in der Unternehmenspraxis weit verbreitet. Dies könnte daran liegen, dass diese beiden Ansätze sich adäquat auf das Coaching-Umfeld der Führungskraft anwenden lassen. Außerdem lassen sich die für diese Coaching-Methoden erforderlichen Fähigkeiten und Kompetenzen schnell aufbauen. Psychodynamische oder verhaltenstherapeutische Ansätze können dagegen nur bedingt oder schwer von der Führungskraft angewendet werden. Diese Methoden werden häufig von ausgebildeten Psycholog*innen oder Therapeut*innen eingesetzt werden. Außerdem gestaltet sich die Analyse bzw. der Umgang mit Emotionen, Konflikten etc. – insbesondere auf der unbewussten Ebene – in einem Unternehmensumfeld als schwierig. Aus dem Grund wird der systematische, lösungsorientierte Ansatz als Grundlage für die Betrachtung des Linien-Coachings gewählt.

3 Zur Bedeutung von Führung

3.1 Ein Blick auf bewährte Führungstheorien

Führung stellt eine Konstante in der menschlichen Entwicklungsgeschichte dar, sie hat der Menschheit über einen Zeitraum von rund 1,8 Mio. Jahren geholfen, das Überleben zu sichern und Erfolge zu erlangen (Unkrig 2020, S. 220). Seit den Anfängen der Menschheit wurden in Gruppen, Gemeinschaften und Organisationen Führungspersonen und -strukturen etabliert, um Aufgaben zu koordinieren, Entscheidungen zu treffen und gemeinsame Ziele zu verfolgen. Dies gilt für den privaten genauso wie für den organisatorischen Bereich und besonders für ein Unternehmen mit vielen Mitarbeiter*innen (Bröckermann 2011, S. 1). Die etymologische Herkunft der deutschen Begriffe *führen*, *Führer* und *Führung* kann auf das althochdeutsche Verb *fuoren* zurückgeführt werden, das die Bedeutung „in Bewegung setzen, fahren machen, in eine Richtung leiten" hat (Kluge und Seebold 2001, S. 321). Für Führung in Organisationen gibt es unzählige wissenschaftliche Definitionen. Dies resultiert allein daraus, dass sich verschiedene Disziplinen wie *Philosophie*, *Wirtschaftswissenschaften* und *Psychologie* damit beschäftigen (Von Au 2016, S. 4).

Führung im Kontext von Organisationen bedeutet, andere zu beeinflussen. Diese sehr kurze Definition ist die einzige Gemeinsamkeit der vielen Definitionen, die in der Literatur zur Führung erkennbar ist (Schulz-Hardt und Brodbeck 2014, S. 491). Die Art der Einflussnahme innerhalb von Organisationen kann sowohl direkt als auch indirekt erfolgen. Indirekte Einflussnahme geschieht durch bereits festgelegte soziale Strukturen, beispielsweise Normen, Rollen, Anreizsysteme oder rechtliche Regelungen. Direkte Einflussnahme erfolgt hingegen durch Personen, die mit anderen Individuen interagieren und soziale Beziehungen

G. Schiefer und C. K. Simo, *Linien-Coaching – die Integration von Führung und Coaching*, essentials, https://doi.org/10.1007/978-3-662-72575-7_3

aufbauen, z. B. zwischen Führungskräften und ihren Teammitgliedern. In organisatorischem Kontext wird Letzteres auch als *personale Führung* bezeichnet, um es von Begriffen wie *Unternehmensführung* oder *strategischer Führung* abzugrenzen, die sich auf die Geschäftsführungsebene und die strategische Leitung eines Unternehmens beziehen. Im Zusammenhang mit Linien-Coaching geht es ausschließlich um die personale Führung in Organisationen, also um die unmittelbare soziale Einflussnahme auf die Mitglieder von Organisationen (Brodbeck 2016, S. 3).

Führung (in Organisationen) (leadership in organizations): Bedeutet, dass man andere beeinflusst, motiviert oder befähigt, etwas zur Effektivität von Arbeitseinheiten und Organisationen beizutragen (Schulz-Hardt und Brodbeck 2014, S. 491).

Seit ihren Anfängen zu Beginn des 20. Jahrhunderts hat die wissenschaftliche Führungsforschung kontinuierlich Theorien entwickelt, um die Wirkungen zu erklären und vorherzusagen, die von Führungskräften auf ihre Geführten bzw. Organisationen ausgehen. Führungsforscher*innen befassen sich dabei mit zahlreichen Fragen, die auch in der Praxis im Zusammenhang mit Führung auftreten. Beispiele hierfür sind:

- Identifikation effektiver Führungskräfte: Wie ist zu erkennen, welche Führungskräfte effektiv sind?
- Wirkungen auf Geführte: Welche Auswirkungen haben effektive – und weniger effektive – Führungskräfte auf ihre Geführten?
- Akzeptanz des Führungsanspruchs: Unter welchen Bedingungen wird der Führungsanspruch einzelner Personen von den Geführten akzeptiert und wann nicht?
- Einfluss der Führungskräfte: Welche positiven und negativen Einflüsse üben Führungskräfte auf andere Personen aus?
- Entwicklung von Führungskräften: Wie können effektive Führungskräfte in Organisationen gewonnen, ausgewählt und entwickelt werden?

Die Führungsforschung widmet sich diesen Fragen, um ein tieferes Verständnis für Führungsdynamiken in Organisationen zu gewinnen und praktische Einblicke zur Verbesserung der Führungseffektivität zu liefern (Brodbeck 2016, S. 6). In der Führungsforschung herrschte lange Zeit die Annahme vor, dass führende Personen mit ihren individuellen Führungseigenschaften und Verhaltensweisen maßgeblichen Einfluss auf die Einstellungen und das Verhalten der Geführten haben. Die Führungskraft wurde in dieser Perspektive oft als Held oder herausragende Persönlichkeit betrachtet. Daher konzentrierte sich die Untersuchung von Führung hauptsächlich auf die Analyse von Führungskräften. In dieser Forschungsrichtung lag der Fokus demnach auf der Identifizierung charakteristischer Persönlichkeitsmerkmale, Fertigkeiten und Verhaltensweisen von Führungskräften, um sie von Nichtführungskräften zu unterscheiden und effektive Führungskräfte in Organisationen zu identifizieren. Diese Forschungsansätze führten zur Entwicklung der Eigenschafts- und Verhaltenstheorien der Führung (Schulz-Hardt und Brodbeck 2014, S. 491. & Brodbeck 2016, S. 6–7).

- Eigenschaftstheoretische Ansätze: Wie ist eine gute Führungskraft?

In diesen Ansätzen standen zunächst die „angeborenen" Persönlichkeitseigenschaften im Vordergrund, was zur Entwicklung der Trait-Theorie und der Great-Man-Theorie führte. Später rückten die entwickelbaren Fähigkeiten der Führungskraft in den Fokus, was zur Entstehung der Skill-Theorie beitrug. Selbst heute werden Persönlichkeitseigenschaften weiterhin durch das international anerkannte Fünf-Faktoren-Modell (die Big Five) in der Persönlichkeitsforschung erfasst, wobei eine weitgehende Übereinstimmung darüber vorliegt, dass die Persönlichkeit nur einen begrenzten Teil des Führungserfolgs erklären kann (Von Au 2016, S. 6–7.).

- Verhaltenstheoretische Ansätze: Was tut eine gute Führungskraft?

Die Bemühungen, den Erfolg von Führung besser als durch persönliche Merkmale vorherzusagen, führten dazu, dass das Interesse auf das Führungsverhalten von Führungskräften gelenkt wurde. Führungsverhalten bezieht sich auf die beobachtbaren Handlungen, mit denen Führungskräfte versuchen, andere zu beeinflussen, zu motivieren oder zu befähigen, einen Beitrag zur Effektivität einer Arbeitsgruppe oder Organisation zu leisten (Schulz-Hardt und Brodbeck 2014, S. 493).

Nachdem weder eigenschafts- noch verhaltensorientierte Ansätze den Führungserfolg oder -misserfolg ausreichend erklären konnten, richteten die Forscher*innen ihr Hauptaugenmerk auf Situationsvariablen, die das Ergebnis der Führung beeinflussen können (Von Au 2016, S. 7), denn Ansätze, die sich ausschließlich auf die Eigenschaften und Verhaltensweisen der Führungskraft konzentrieren, tendieren dazu, einfache Lösungen für komplexe Probleme zu suchen. Sie können oft nur einen begrenzten Anteil der Varianz in Bezug auf die Führungseffektivität erklären, da die Wirksamkeit von Eigenschaften und Verhaltensweisen der Führungskraft im Durchschnitt über verschiedene Situationen hinweg variieren kann und sich möglicherweise zu null addiert (Schulz-Hardt und Brodbeck 2014, S. 495). Unterschiedliche Situationen erfordern häufig spezifische Typen von Führungskräften oder entsprechende Führungsverhaltensweisen (Brodbeck 2016, S. 13).

- Kontingenzansätze: Wie beeinflusst die Situation gute Führung?

Diese Kritik wurde in den Kontingenztheorien der Führung berücksichtigt, die etwa seit den 1960er-Jahren entwickelt wurden. Die Kontingenzansätze legen den Schwerpunkt auf die Rolle situativer Faktoren und beschreiben, wie diese die Zusammenhänge zwischen Führungseigenschaften bzw. -verhaltensweisen und der Führungseffektivität moderieren. Zu diesen situativen Faktoren gehören Merkmale der Aufgabe (z. B. Aufgabenstruktur, -komplexität), Merkmale der Mitarbeiter*innen (z. B. Motivation, Kompetenzen, Reife) und Merkmale des sozialen Kontexts (z. B. Qualität der sozialen Beziehungen, Gruppenkohäsion, Gruppengröße) (Schulz-Hardt und Brodbeck 2014, S. 495).

Diese drei vorgestellten Theorieansätze werden heutzutage oft als traditionelle oder klassische Ansätze betrachtet. Im Gegensatz dazu setzen neuere bzw. die sogenannten *New-Leadership*-Ansätze auf eine umfassendere Berücksichtigung mehrerer Variablen gleichzeitig. Sie streben danach, die komplexen Zusammenhänge zwischen Persönlichkeit, Führungsverhalten sowie kontextbezogenen Einflussfaktoren und dem Führungserfolg aufzuzeigen. Zudem legen diese modernen Ansätze verstärkten Wert auf die Erforschung psychologischer Mechanismen, um die Effektivität der Führung umfassender zu erklären (Landes und Steiner 2013, S. 257). Als Beispiele für New-Leadership-Ansätze können unter anderem die transformational-transaktionale Führung, die geteilte Führung, die authentische Führung sowie die Servant Leadership gezählt werden (Van Dick und Fink 2019, S. 8 ff.). Im folgenden Abschnitt wird der Fokus auf die Konzepte der transformationalen und transaktionalen Führung gelegt. Diese Führungsansätze sind von besonderer Bedeutung, weil sie erstmals in der Führungsforschung deutlich machen, dass erfolgreiche Führung nicht nur in der Steuerung von Aufgaben und Prozessen besteht, sondern auch in der Entwicklung und Förderung der Mitarbeitenden. Insbesondere die transformationale Führung hebt hervor, dass Führungskräfte eine unterstützende, entwicklungsorientierte und damit auch coachende Rolle übernehmen können. Dadurch wird die Idee etabliert, dass Führung über reine Zielvorgaben hinausgeht und die individuelle Begleitung sowie die Potenzialentfaltung der Mitarbeitenden einschließt.

3.2 Der Ursprung des Linien-Coachings: die transaktionale und transformationale Führung

Die transaktionale Führung basiert im Wesentlichen auf dem Marktprinzip und zeichnet sich durch eine rationale und stabile Austauschbeziehung zwischen der Führungskraft und ihren Mitarbeiter*innen aus. In diesem Ansatz steht der klare Austausch von Leistung und Gegenleistung im Vordergrund. Gemäß Burns (1978, S. 18–19) motivieren transaktionale Führungskräfte ihre Mitarbeiter*innen dazu, bestimmte Ziele im Austausch gegen Belohnungen zu verfolgen. Diese können sowohl ökonomischer Natur (z. B. Bonuszahlungen) sowie politischer (wie Beförderungen) als auch psychologischer Art (wie Lob) sein.

> Transaktionale Führungskräfte: Konzentrieren sich auf den angemessenen Austausch von Ressourcen. Sie geben den Mitarbeitern etwas (z. B. Lohn, Anerkennung) im Austausch für das, was die Führungskräfte erreichen wollen (z. B. Leistung) (Schulz-Hardt und Brodbeck 2014, S. 497).

In vielen alltäglichen Situationen kann diese bedingte Belohnung völlig ausreichen, um gute Ergebnisse zu erzielen. In Situationen jedoch, in denen Krisen bewältigt werden müssen und von den Mitarbeitenden mehr als gewöhnliche Anstrengungen erwartet werden, reicht es oft nicht aus, nur Belohnungen anzubieten. Hier kommt die transformationale Führung ins Spiel (Van Dick und Fink 2019, S. 9). Den Mitarbeitenden den Sinn in der Arbeit zu vermitteln, sie zu stimulieren und zu begeistern, steht bei diesem Ansatz im Vordergrund.

Die transformationale Führung zielt darauf ab, eine inspirierende Vision zu entwickeln und sicherzustellen, dass die Ziele der Gruppe oder Organisation mit den Bedürfnissen und Bestrebungen der Mitarbeitenden in Einklang gebracht werden (Schulz-Hardt und Brodbeck 2014, S. 497). Durch diesen Führungsstil sollen Motive, Werte, Ziele und Vertrauen der Mitarbeiter*innen von der Führungskraft transformiert werden. Unter dem Einfluss dieser Führung treten die Mitarbeitenden nicht bloß in einen rational begründeten Austausch mit der Führungskraft ein, bei dem sie nur an ihren eigenen Vorteil denken, sondern sind auch bereit, altruistisch zu handeln und zum Wohl des Unternehmens beizutragen. Diese transformationale Führung umfasst vier herausragende Komponenten, die sogenannten vier *i* (Von Rosenstiel und Nerdinger 2020, S. 45).

- Idealisierter Einfluss (Charisma): Indem die Führungskraft Werte und Ideale vermittelt und diese auch selbst vorlebt, wird sie zu einem bewunderten

Vorbild, das Respekt und Vertrauen bei den Mitarbeitenden erzeugt. Ein Beispiel für eine solche Aussage könnte sein: „Ich bin stolz darauf, mit ihm/ihr zusammenzuarbeiten."
- Inspirierende Motivierung: Durch die Kommunikation inspirierender Visionen werden bedeutsame Ziele vermittelt, und die intrinsische Motivation der Mitarbeitenden wird gesteigert. Ein Beispiel für eine solche Aussage könnte sein: „Meine Führungskraft verwendet einprägsame Symbole und starke Bilder, um uns seine/ihre Visionen zu veranschaulichen."
- Intellektuelle Stimulierung: Durch das Anregen neuer Ideen und Denkansätze werden die kreativen und innovativen Fähigkeiten der Mitarbeitenden stimuliert. Dadurch fühlen sie sich im positiven Sinne herausgefordert, Unternehmensprozesse zu hinterfragen und zu optimieren. Ein Beispiel für eine solche Aussage könnte sein: „Meine Führungskraft ermöglicht es mir, alte Probleme in einem neuen Licht zu sehen."
- Individualisierte Behandlung: Die Führungskraft agiert als Berater*in, Coach, Lehrer*in und geht gezielt auf die individuellen Bedürfnisse ihrer Mitarbeiter*innen ein. Sie entwickelt deren Fähigkeiten und Stärken, erkennt ihre individuellen Bedürfnisse, weckt ihre Motivation und stärkt ihr Selbstvertrauen. Ein Beispiel für eine solche Aussage könnte sein: „Er/Sie berät, fördert und unterstützt mich, wenn es notwendig ist." (Von Rosenstiel und Nerdinger 2020, S. 45).

Die transformationale Führung schreibt der Führungskraft – durch das vierte *i* – zum ersten Mal die Rolle eines Coachs zu. Die individualisierte Behandlung beschreibt die individuelle Unterstützung der Mitarbeitenden und die Förderung ihrer Entwicklungspotenziale. Am Konzept der Transformationalen Führung orientierte Führungskräfte behandeln ihre Mitarbeiter*innen als einzigartige Individuen und nicht als austauschbare Mitglieder*innen einer Organisation. Sie achten besonders auf die individuellen Bedürfnisse jeder Mitarbeiter*in in Bezug auf Wachstum und Weiterbildung. Durch die Annahme der Rolle eines Coaches unterstützen und ermutigen transformationale Führungskräfte ihre Mitarbeiter*innen kontinuierlich bei ihrer persönlichen Entwicklung. Dieses entwicklungsorientierte Führungsverhalten erfordert sowohl eine genaue Beobachtung als auch enge persönliche Verbindung zu den Mitarbeitenden. Die Führungskraft respektiert und akzeptiert die individuellen Unterschiede hinsichtlich Autonomie, Unterstützung und Arbeitsstruktur. Die individuelle Mitarbeiter*innenansprache kann sich in verschiedenen Formen manifestieren, z. B. Anerkennung für gute Arbeit, konstruktive Kritik oder die Zuweisung von speziellen Aufgaben zur

Erweiterung der individuellen Fähigkeiten im Hinblick auf die persönliche Weiterentwicklung (Bass 1986, S. 104).

4 Die coachende Führungskraft – der Kern des Linien-Coachings

Linien-Coaching beschreibt die spezifische Praxis, bei der Führungskräfte selbst als Coach für ihre Mitarbeitenden agieren. Diese besondere Form des Coachings, bei der Führungskräfte selbst die Rolle des Coaches übernehmen, ist kein Zusatzangebot durch externe oder interne Coaches, sondern integraler Bestandteil der Führungsrolle. Im Unterschied zum externen bzw. klassischen Coaching, das durch professionelle, unabhängige Coaches geleistet wird und meist unparteiische Dritte, die auf Distanz zum Unternehmen agieren und eine neutrale Perspektive einbringen und meist auf klar definierten Entwicklungsprojekten beruht, ist das Linien-Coaching eng in den Arbeitsalltag und die Hierarchiestruktur eingebettet. Die Führungskraft übernimmt dabei eine doppelte Rolle: Sie ist sowohl Vorgesetzte*r als auch Coach (Eversmann 2012). Gregory und Levy (2011) definieren Coaching zwischen direkter Führungskraft und Mitarbeitendem als „a working partnership […] that is focused on addressing the performance and development needs of that employee". Sie heben hervor, dass jede Coaching-Beziehung durch eine einzigartige Qualität gekennzeichnet ist.

Der praktische Nutzen von Linien-Coaching liegt in seiner unmittelbaren Verknüpfung mit der Führungspraxis. Coaching wird hier nicht als isoliertes Interventionsangebot verstanden, sondern als dynamischer, situativer Prozess, der Mitarbeitende unterstützt, eigenständig Lösungen zu entwickeln und Potenziale im realen Arbeitskontext zu entfalten (Gasche 2021). Diese Verzahnung macht Linien-Coaching zu einem wichtigen Hebel für kulturbezogene und transformationale Führung, insbesondere in Zeiten von Agilität und digitaler Transformation. Jedoch stellt Linien-Coaching durch die Doppelrolle der Führungskraft besondere Anforderungen an ihre Reflexionsfähigkeit und methodische Kompetenz (Bartlakowski 2016, S. 484). Führungskräfte, die als Linien-Coaches agieren, müssen

G. Schiefer und C. K. Simo, *Linien-Coaching – die Integration von Führung und Coaching*, essentials, https://doi.org/10.1007/978-3-662-72575-7_4

in der Lage sein, gleichzeitig ihre Führungsaufgaben wahrzunehmen und eine unterstützende, reflektierende Haltung gegenüber ihren Mitarbeitenden einzunehmen. Dies erfordert eine hohe Selbstwahrnehmung sowie die Fähigkeit, zwischen verschiedenen Rollen situativ zu wechseln.

Jedes Individuum nimmt in jedem seiner Systeme bestimmte Positionen ein. Ein Mensch arbeitet tagsüber in einer Firma, abends ist sie Fitnesstrainerin; er gehört einer bestimmten Familie an und hat einen Freundeskreis. In jedem dieser Systeme nimmt er eine spezifische Position ein. Jede davon weckt verschiedene Erwartungen, die als sogenannte Rollen bezeichnet werden und sich an die Inhaber*innen dieser Position richten. Rollen beschreiben die Erwartungen, die an das Verhalten der Inhaber*innen der Positionen gerichtet sind (Wörner 2015, S. 6,7). Auch wenn im Alltag jeder eine klare Vorstellung hat, was unter einer Rolle zu verstehen ist, existieren in der Literatur unzählige Definitionen des Begriffs *Rolle.* Myers (2014, S. 170) definiert eine Rolle als Reihe von Erwartungen an eine soziale Position. Die Rolle definiert, wie sich jemand in dieser Position verhalten sollte. Wert und Mayer (2008, S. 342) definieren Rollen als allgemein geteilte Erwartungen darüber, wie sich eine bestimmte Person in einer bestimmten Situation zu verhalten hat. Dahrendorf (1965, S. 26) definiert die Rolle wiederum als ein *Bündel von Erwartungen*, die sich an das Verhalten der Träger*in von Positionen knüpfen.

Wie den unterschiedlichen Definitionen entnommen werden kann, sind Erwartungen der zentrale Begriff zum Verständnis von Rollen. Erwartungen ermöglichen, sich trotz der Komplexität der Welt auf stabile Weise zu orientieren (Baraldi 1997, S. 45). Sie ermöglichen einem zudem genau zu wissen, welches Verhalten vom Gegenüber zu erwarten ist und was auf der anderen Seite das Gegenüber von einem erwartet (Kühl 2018, S. 497). Eine Rolle markiert Pflichten, Rechte, Ge- und Verbote und Verhaltensweisen, die legitimerweise in der Kommunikation, Interaktion und Kooperation eingefordert werden können. So wird beispielsweise von einer Lehrer*in erwartet, dass sie über fundiertes Wissen hinsichtlich des Lernstoffs verfügt oder dass er die Klasse im Griff hat und bei der Vergabe von Noten gerecht vorgeht und insgesamt ein Verhalten an den Tag legt, das für die Schüler*innen vorbildlich ist (Wert und Mayer 2008, S. 342–343). Von einer Ärztin wird erwartet, dass sie sachlich kompetent ist und eine sichere Diagnose erstellt, von einer Verkäufer*in, dass sie sich für die Beratung Zeit nimmt und kompetent ist und außerdem nicht nur den Umsatz im Blick hat, sondern auch die Interessen der Kund*innen. Ebenso sind Führungskräfte und Coaches in einer Rolle, an die zahlreiche Verhaltenserwartungen geknüpft sind.

Rollen und Positionen sind in diesem Verständnis immer komplementär. Demnach brauchen sie ein Gegenüber; sie ergänzen und bedingen sich. Die Elternrolle ist ohne Kinderrolle nicht möglich. Zur Rolle der Führungskraft gehören wiederum Mitarbeitende, die geführt werden, und zur Rolle des Coachs Klient*innen, die gecoacht werden. Rollen können *zugeschrieben* oder *erworben* sein. So ist die Rolle des Kindes in der Familie nicht von bestimmten Vorleistungen abhängig, sodass die Kinderrolle als zugeschrieben gilt, wogegen die Rolle der Führungskraft oder des Coachs durch bestimmte Leistungen wie das Absolvieren einer Coachingsausbildung erworben wird (Miebach 2014, S. 41). Es ist zu beachten, dass Führungskräfte und Coaches nicht nur eine, sondern mehrere Rollen gleichzeitig ausüben. In einem anderen System sind sie vielleicht Vater, Ehemann, Ehefrau, Student, Student*in; und in jedem dieser Systeme sind sie mit unterschiedlichen Erwartungen konfrontiert. Oft greifen Erwartungen nicht richtig ineinander, sondern geraten in Konflikt miteinander. Es ist ein Merkmal moderner Gesellschaften, dass eine Vielzahl widersprüchlicher Erwartungen auftritt (Kühl 2018, S. 498). Diese durch Rollen entstandenen Konflikte werden Rollenkonflikte genannt. Führungskräfte, die neben der Rolle der Führungskraft auch die des Coachs ausüben sollen, geraten aufgrund der unterschiedlichen und sogar widersprüchlichen Erwartungen dieser beiden Rollen zwangsläufig in einen Rollenkonflikt.

In der Rollentheorie wird zwischen zwei Rollenkonflikt-Arten unterschieden, dem Intra- und dem Interrollenkonflikt. Beim Intrarollenkonflikt geht es um widersprüchliche Erwartungen in den verschiedenen Segmenten einer Rolle, z. B. um die Führungskraft, die sich um die Mitarbeiter kümmern soll, aber gleichzeitig von Vorgesetzten die Anweisung bekommt, Personalkosten einzusparen. Der Interrollenkonflikt dagegen bezeichnet widersprüchliche Erwartungen zwischen mehreren Rollen einer Person. Bei der coachenden Führungskraft liegt in erster Linie ein Interrollenkonflikt vor, da die mit beiden Rollen verbundenen Erwartungen teils stark voneinander abweichen, sich jedoch gleichzeitig auf dieselbe Beziehung – nämlich zwischen Führungskraft und Mitarbeiter*in – beziehen. Dadurch kann es zu Spannungen kommen, wenn Anforderungen aus der Führungsrolle und aus der Coachingrolle nicht vollständig miteinander vereinbar sind (Kühl 2018, S. 498). Die Autoren haben eine aktuelle Studie durchgeführt, die untersucht, wie coachende Führungskräfte den Rollenkonflikt zwischen Führung und Coaching erleben. Ziel der Studie war, das subjektive Erleben von Führungskräften zu erforschen, die ihre Mitarbeiter*innen selbst coachen. Für die empirische Datenerhebung wurden insgesamt sieben teilstrukturierte Interviews mit Personen durchgeführt, die über mindestens zwei Jahre Führungserfahrung verfügen und bereits ihre eigenen Mitarbeiter*innen coachen. Die Interviews fanden online statt und dauerten zwischen 30 und 50 min. Methodisch orientierte sich die Studie an der Reflexiven Grounded Theory Methodologie nach Breuer

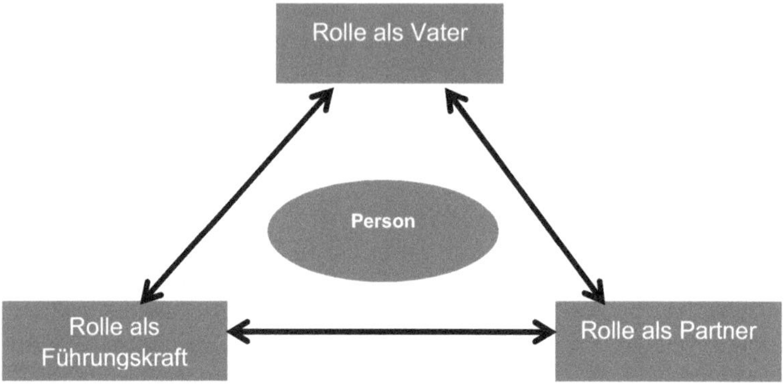

Abb. 4.1 Möglichkeiten für Konflikte. (Eigene Darstellung)

(Breuer et al. 2019). Anstelle eines deduktiven Vorgehens mit vorab formulierten Hypothesen wurde hier offen und explorativ geforscht. Die Datenauswertung erfolgte nach der Kodierprozedur von Strauss und Corbin, die sich in offenes, axiales und selektives Kodieren gliedert (Strauss und Corbin 1996). Dafür wurden die relevanten Themen und Bedeutungsfelder aus den Interviews zunächst identifiziert und dann zu theoretisch fundierten Kategorien zusammengefasst.

Die Abb. 4.1 veranschaulicht ein typisches Spannungsfeld innerhalb einer Person, die gleichzeitig mehrere soziale Rollen ausfüllt. Diese Darstellung zeigt, dass eine Person oft gleichzeitig mehrere soziale Rollen innehat, die unterschiedliche Anforderungen, Erwartungen und Verhaltensnormen mit sich bringen. Die Konfliktlinien (Pfeile) deuten darauf hin, dass es zu Rollenkonflikten kommen kann, insbesondere dann, wenn:

- die Erwartungen der einzelnen Rollen miteinander kollidieren (z. B. die Anforderungen als Führungskraft stehen im Widerspruch zu den Bedürfnissen in der Partnerschaft),
- oder wenn die Person Schwierigkeiten hat, die zeitlichen, emotionalen oder kognitiven Ressourcen für alle Rollen gleichzeitig aufzubringen.

Bei der Betrachtung von Coaching durch die eigene Führungskraft wird klar, dass diese Art von Coaching im Widerspruch zu einer Reihe von Grundprinzipien des externen Coachings steht. Die Beziehung zwischen Führungskraft und Mitarbeiter*in kann, als komplementär bezeichnet werden. Komplementäre Beziehungen basieren auf akzeptierter Unterschiedlichkeit in der Beziehung;

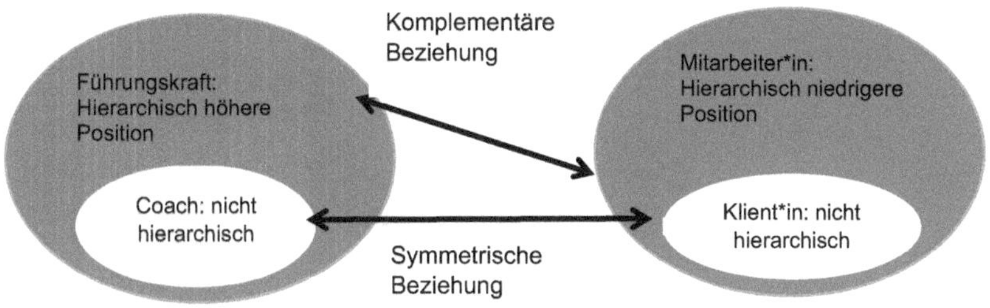

Abb. 4.2 Beziehungsdefinition während eines als Coaching definierten Gespräches. (Eigene Darstellung nach Fischer 1998, S. 11)

zum Beispiel erteilt eine Person Anweisungen, die von der anderen zu befolgen sind. Im Gegenzug ist die Beziehung zwischen Coach und Klient*in eher als symmetrisch zu bezeichnen. Symmetrisch ist eine Kommunikation, wenn sie von Partnerschaftlichkeit geprägt ist und sich beide Gesprächspartner*innen auf Augenhöhe begegnen (Sedlaczek und Weber 2015). Die Abb. 4.2 zeigt die beiden Beziehungen, während eines als Coaching definierten Gesprächs zwischen einer Führungskraft und einer Mitarbeiterin (eigene Darstellung nach Fischer 1998, S. 11). Die Führungskraft nimmt in der Organisation eine höhere Position ein, während die Mitarbeiterin eine niedrigere Position innehat.

Im Rahmen des Coaching-Gesprächs übernehmen beide Personen spezifische Rollen: Die Führungskraft agiert als Coach, die Mitarbeiterin als Klientin. Innerhalb dieser Rollen sind sie gleichgestellt, und die Interaktion findet auf Augenhöhe statt. Die Beziehung zwischen Führungskraft und Mitarbeiter*in im Coaching ist durch die bestehende hierarchische Struktur der Führungsrolle geprägt (Fischer 1998, S. 11).

Fischer (1998, S. 10) beschreibt, dass in solchen Situationen von einem sogenannten Double-Bind beziehungsweise einer Beziehungsfalle gesprochen wird. Diese kann dazu führen, dass die Betroffenen sich in einer schwierigen Lage befinden, die die Kommunikation erheblich erschwert und potenziell negative Auswirkungen haben kann. Aus dieser Sichtweise sind sowohl Vorgesetzte als auch Mitarbeiter*innen häufig mit der Herausforderung konfrontiert, mehrere Rollen einzunehmen und die jeweilige Kommunikationsstruktur kontinuierlich zu interpretieren, um zu erkennen, aus welcher Rolle die Gesprächspartner*in kommuniziert oder wahrnimmt. Die Abb. 4.3 zeigt die doppelte Rollen- und Beziehungsdynamik zwischen einer Führungskraft und einer Mitarbeiterin während eines Coachings. Sie verdeutlicht, dass es zu Misskommunikation kommen

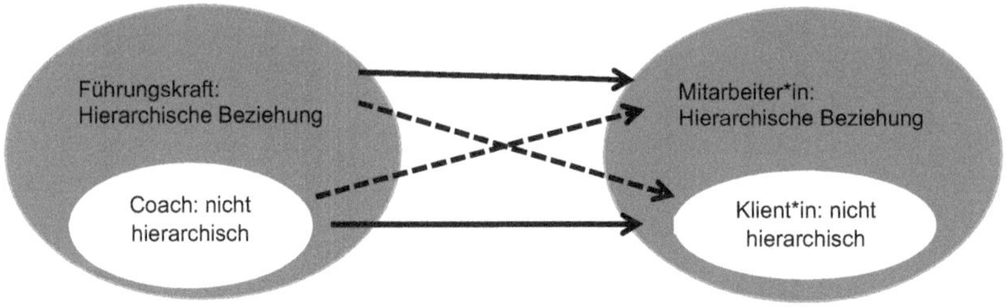

Abb. 4.3 Chef coacht Mitarbeiter*in: Wer spricht gerade? (Eigene Darstellung nach Fischer 1998, S. 12)

kann, wenn beispielsweise die Führungskraft in der Coach-Rolle spricht, die Mitarbeiterin jedoch in der Mitarbeiter-Rolle empfängt – oder umgekehrt, wenn die Führungskraft in der Führungsrolle spricht, die Mitarbeiterin aber in der Klientenrolle empfängt.

Beim extern durchgeführten Coaching ist die Beziehung zwischen Coach und Klient*in in der Regel durch einen Dienstvertrag geregelt. Im Unterschied zu einem Werkvertrag wird dabei kein konkretes Arbeitsergebnis vereinbart, sondern die Erbringung einer Dienstleistung (Bachmann und Steinke 2019, S. 82). Der Dienstvertrag hält die formalen Rahmenbedingungen der Beziehung zwischen Auftraggeber*in und Coach fest, etwa zur Dauer, zum Leistungsumfang, zu Honorarregelungen oder zu Vertraulichkeitsabsprachen. Ziel ist es, Kostentransparenz und Verbindlichkeit zu schaffen – Aspekte, die als Teil gegenseitiger Akzeptanz und Zusammenarbeit „auf Augenhöhe" betrachtet werden können (Rauen 2021, S. 529). Neben diesem formalen Vertrag existiert im Coaching-Prozess oft ein psychologischer Vertrag. Dieser bezeichnet die unausgesprochenen, wechselseitigen Erwartungen und Verpflichtungen zwischen Coach und Klient*in, etwa hinsichtlich Offenheit, Vertraulichkeit oder der Bereitschaft zur aktiven Mitarbeit (Lippmann 2013, S. 21).

Beim Coaching durch Vorgesetzte besteht in der Regel kein formalisierter Dienstvertrag zwischen Führungskraft und Mitarbeiter*in. Stattdessen ist die Beziehung durch das bestehende Arbeitsverhältnis und die damit verbundene hierarchische Struktur geprägt (Fischer 1998). Die Vorgesetzte verfügt häufig über strukturelle Informations- und Expertinnenmacht und hat dadurch in der Regel einen Wissens- und Entscheidungsvorsprung gegenüber der Mitarbeiter*in, die das Coaching in Anspruch nimmt.

Aus der Sicht vieler Coaching-Forschender stellt die Freiwilligkeit eine zentrale Voraussetzung für ein wirksames Coaching dar. Rauen (2014, S. 53, 102) betont, dass ein Coaching immer auf einer eigenständigen Entscheidung der Klientinnen basieren sollte und nicht von Vorgesetzten „verordnet“ werden darf. Nach dieser Sichtweise steigert die Freiwilligkeit die Motivation und die Bereitschaft der Klientinnen, aktiv an der eigenen Situation zu arbeiten. Fischer (1998, S. 9) argumentiert ebenfalls, dass Coaching-Angebote von Vorgesetzten problematisch sein können, weil dabei die Gefahr besteht, dass Klient*innen durch Fremdmotivation gesteuert werden. Auch wenn Führungskräfte Defizite in der Leistung feststellen, wäre es aus dieser Perspektive nicht zielführend, ein Coaching anzubieten, da dies das Prinzip der Selbstbestimmung infrage stellt.

Ein weiterer Kritikpunkt betrifft die Neutralität: Fischer (1998, S. 15) hebt hervor, dass Coach und Klient*in als Mitglieder desselben organisationalen Systems häufig Teil desselben Problems sind. Dies erschwert eine objektive Betrachtung der Themen und kann die Wirksamkeit des Coachings beeinträchtigen. Ähnliche Ergebnisse konnten Lange und Webers (2020, S. 193) in einer von ihnen durchgeführten Studie feststellen. Sie kommen zu dem Schluss, dass Führungskräfte zwar grundsätzlich in der Rolle eines Beraters oder Trainers wahrgenommen werden können, jedoch aufgrund mangelnder Neutralität und fehlender Ergebnisoffenheit nicht als Coach.

Eine Studie von Vogelauer (2007) zeigt zudem, dass Beziehungs- und Konfliktfragen im Arbeitsumfeld – insbesondere in Bezug auf Vorgesetzte, Kolleginnen und Mitarbeiterinnen – mit 28 % zu den häufigsten Themen im Coaching gehören. Kritische Stimmen wie Lippmann (2005) weisen darauf hin, dass in solchen Fällen die Rolle der Führungskraft als Coach besonders schwierig wird, da sie selbst Teil der Konfliktstruktur sein kann (Abb. 4.4).

Ein weiterer zentraler Aspekt betrifft die Schweigepflicht und Vertraulichkeit. Professionelle Coaching-Standards, wie sie unter anderem vom Deutschen Bundesverband Coaching e. V. (DBVC 2019) formuliert werden, sehen vor, dass sämtliche im Coaching besprochenen Inhalte vertraulich bleiben und nicht für Bewertungs- oder Entwicklungsgespräche genutzt werden dürfen. Klientinnen sollten ausdrücklich auf diese Schweigepflicht hingewiesen werden, idealerweise durch eine vertragliche Regelung. Dies schafft eine geschützte Atmosphäre, in der die Klientinnen sich offen und ohne Angst vor negativen Konsequenzen am Coaching beteiligen können (Kühl et al. 2019, S. 101). Gerade im Fall des Linien-Coachings kann dieser Punkt problematisch werden: Öffnet sich die Klient*in gegenüber der Führungskraft und thematisiert persönliche Schwächen oder Entwicklungspotenziale, darf die Führungskraft diese Informationen nicht in ihre Rolle als Vorgesetzte übertragen, z. B. für Performance-Bewertungen oder Beförderungsentscheidungen.

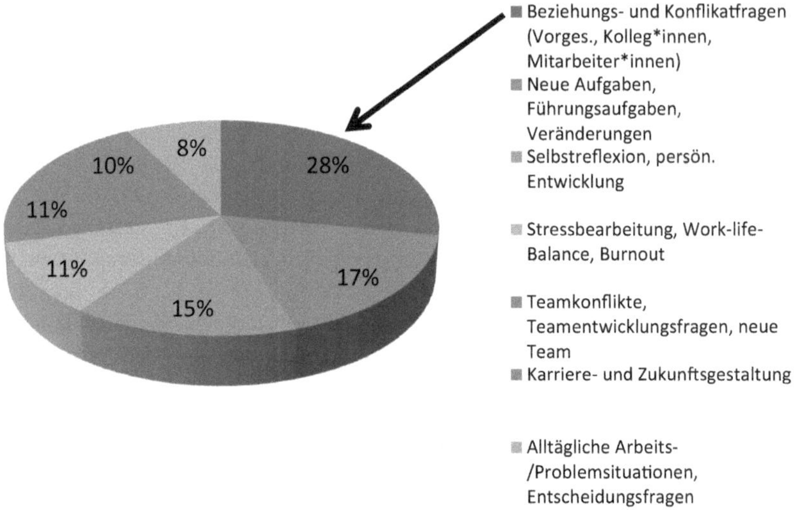

Abb. 4.4 Coaching-Themen der Kund*innen. (Eigene Darstellung nach Vogelauer 2007, S. 3)

Darüber hinaus spielt im professionellen Coaching das sogenannte Klient*innensystem eine zentrale Rolle. Dieses System – also die individuellen Ziele, Bedürfnisse und Herausforderungen der Klient*innen – steht im Mittelpunkt des Coachings (Rauen 2014). Das Prinzip lautet: **„Klient*innen zuerst"**. Im organisatorischen Kontext hingegen verfolgt die Führungskraft häufig unternehmerische und strategische Ziele. Die eigenen Interessen der Organisation, etwa Kosteneffizienz, Zielerreichung und Effektivität, können damit in Konflikt geraten. Genau dieser Interessenskonflikt ist einer der wesentlichen Kritikpunkte am Linien-Coaching.

Hinsichtlich der Qualifikation weisen Steinke und Rauen (2019, S. 97) darauf hin, dass eine fundierte Coaching-Ausbildung in der Regel mindestens ein Jahr dauern sollte, idealerweise sogar 18 Monate. Kurztrainings oder einzelne Workshops reichen aus dieser Sicht nicht aus, um die erforderlichen Coaching-Kompetenzen aufzubauen. Da Führungskräfte selten eine solche umfassende Ausbildung durchlaufen, stellen einige Autor*innen (z. B. Fischer 1998; Lippmann, 2007) die Frage, inwieweit Coaching durch Führungskräfte dieselben Qualitätsstandards erfüllen kann wie professionelles Coaching.

Aus der Sicht vieler Autor*innen kann Linien-Coaching – trotz der zuvor genannten Herausforderungen für Organisationen, Führungskräfte und Mitarbeitende – einen hohen Mehrwert bieten, sofern es richtig implementiert wird. Während kritische Stimmen wie Fischer (1998) und Rauen (2014) insbesondere die mangelnde Neutralität der Führungskraft problematisieren, heben andere Forscherinnen die potenziellen positiven Effekte dieses Führungsinstruments hervor, wenn es bewusst gestaltet und methodisch fundiert angewendet wird. Andere Autor*innen wie Fischer-Epe (2002) und Bayer (1995), betrachten aber es als eine originäre Führungsaufgabe, Mitarbeitende in ihrer persönlichen und fachlichen Entwicklung zu unterstützen. Um dies effizient leisten zu können, sei eine tragfähige und vertrauensvolle Beziehung zwischen Führungskraft und Mitarbeitenden erforderlich, die als Grundlage erfolgreicher Führungsarbeit gilt. In diesem Zusammenhang spricht Bayer (1995) von der sogenannten *Coaching-Kompetenz*, also der Fähigkeit der Führungskraft, Beziehungen aktiv zu gestalten und Lernprozesse gezielt zu fördern.

Linien-Coaching wird zunehmend als ein wirkungsvolles Instrument betrachtet, um Mitarbeitende individuell zu fördern und deren Potenziale gezielt zu entwickeln. Führungskräfte stellen sich dabei kompetenzorientiert auf die Bedürfnisse der Mitarbeitenden ein und schaffen einen Rahmen, der deren Autonomie, Selbstreflexions- und Selbststeuerungskompetenzen stärkt (Öhlschlegel-Haubrock et al. 2016). Durch den Einsatz von Coachingmethoden im Führungskontext wird die Selbstmanagementkompetenz der Mitarbeitenden gefördert, wodurch deren Eigenverantwortung wächst und gleichzeitig die Führungskraft spürbar entlastet wird (Hinkelmann und Enzweiler 2018). Linien-Coaching erweitert damit das Führungsrepertoire erheblich, indem es schulübergreifende Coachingansätze integriert und der Führungskraft zusätzliche Werkzeuge an die Hand gibt, um Verhaltensalternativen aufzuzeigen, Musterunterbrechungen einzuleiten und die Ressourcenaktivierung der Mitarbeitenden zu fördern. Dies stärkt nicht nur die individuelle Leistungsfähigkeit, sondern unterstützt auch die Entwicklung eines potenzialorientierten Führungsstils. Überträgt die Führungskraft diesen Ansatz auf das gesamte Team, können die Stärken der einzelnen Teammitglieder gezielt erkannt, gefördert und optimal eingesetzt werden. Dadurch leistet Linien-Coaching einen bedeutenden Beitrag zur Organisationsentwicklung und fördert zugleich eine dialogische und wertschätzende Unternehmenskultur (Hinkelmann und Enzweiler 2018).

Eine wesentliche Voraussetzung für erfolgreiches Linien-Coaching ist der Aufbau einer vertrauensvollen Beziehung zwischen Führungskraft und Mitarbeitenden. Studien zeigen, dass Mitarbeitende, die erleben, dass ihre Führungskraft ihre Weiterentwicklung ernsthaft unterstützt, ein höheres Maß an psychologischer Sicherheit empfinden (Edmondson 2019). Außerdem ist Linien-Coaching besonders wirksam, wenn es in moderne Führungsansätze wie transformational leadership und servant leadership eingebettet wird, die sich durch Empathie, aktives Zuhören, Transparenz und die konsequente Förderung der Selbstständigkeit der Mitarbeitenden auszeichnen (Unkrig 2020; Pelz 2016). Linien-Coaching erfordert demnach nicht nur eine wertschätzende Grundhaltung der Führungskraft, sondern auch Strukturen, die Hierarchien zwar nicht gänzlich auflösen, sie jedoch weniger zur Machtausübung und vielmehr zur gezielten Unterstützung der Mitarbeitenden nutzen (Schnelle et al. 2004, S. 73). Die Führungskraft übernimmt dabei weniger die Rolle einer klassischen Weisungsgeberin, sondern agiert vielmehr als Sparringspartnerin, die die Mitarbeitenden begleitet und unterstützt. Dies befähigt die Mitarbeitenden, eigenständige Entscheidungen zu treffen, ihr Wissen aktiv in Arbeitsprozesse einzubringen und ihre Selbstwirksamkeit langfristig zu stärken. In diesem Kontext begegnen Führungskräfte ihren Mitarbeitenden auf Augenhöhe, handeln aus einer ethisch reflektierten und werteorientierten Haltung und schaffen damit ein Klima, das Vertrauen und Eigenverantwortung fördert (Kühl et al. 2019, S. 94).

Linien-Coaching kann somit zu einer Weiterentwicklung der Unternehmenskultur beitragen – weg von klassischen hierarchischen Strukturen hin zu einem kooperativen, entwicklungsorientierten Miteinander. Rauen (2014) hebt hervor, dass Coaching – auch im Linienkontext – eine hohe intrinsische Motivation fördern kann, wenn es auf Freiwilligkeit und Transparenz basiert. Mitarbeitende, die erleben, dass ihre persönliche Weiterentwicklung unterstützt wird, zeigen häufig:

- eine stärkere Bindung an das Unternehmen,
- eine höhere Arbeitszufriedenheit und
- mehr Eigeninitiative in ihrer Rolle.

Wissenschaftliche Studien und Meta-Analysen belegen, dass Linien-Coaching signifikant positive Effekte auf individueller und organisationaler Ebene hat. Insbesondere verbessert Coaching die Lernprozesse, Leistungsfähigkeit und Ergebnisse von Mitarbeitenden und trägt damit zum Erfolg von Organisationen bei. Zudem kündigen Mitarbeitende in Unternehmen mit coachenden Führungskräften seltener und bleiben langfristig leistungsfähiger. (Jones et al. 2016). Darüber hinaus kann Coaching die Resilienz und das psychische Wohlbefinden der Mitarbeitenden steigern (Grant et al. 2009) und unterstützt aktives Lernen, indem es Mitarbeitenden ermöglicht, eigenverantwortlich ihre Entwicklung zu gestalten (Bell und Kozlowski 2008). Auch eine von Wenson (2010) durchgeführte Studie zeigt, dass Coaching aus Sicht der Mitarbeitenden insgesamt sehr positive Effekte hat. Die gecoachten Mitarbeitenden nahmen eine spürbare Verbesserung des Führungsverhaltens ihrer Vorgesetzten wahr, insbesondere in Bezug auf Respekt und Wertschätzung, was zu einer gesteigerten Motivation, Arbeitszufriedenheit und einem gestärkten Selbstwertgefühl führte. Zudem bot Coaching den Mitarbeitenden mehr Unterstützung bei Problemlösungen sowie klarere Instruktionen und Ressourcen, wodurch ihre Handlungsfähigkeit gestärkt wurde. Darüber hinaus verbesserte Coaching die Leadership-Kompetenzen der Führungskräfte, etwa in den Bereichen Teambildung und Partizipation, was die Zusammenarbeit und Zufriedenheit im Team zusätzlich förderte. Insgesamt schuf Coaching ein sicheres und unterstützendes Arbeitsumfeld, das Kreativität, Innovation und Teamarbeit begünstigte.

Ein weiterer Vorteil des Linien-Coachings liegt vor allem in der unmittelbaren Nähe der Führungskraft zu ihren Mitarbeiter*innen und deren Arbeitssituation (Gasche 2021, S. 168). Da die Führungskraft das Arbeitsumfeld, die konkreten Aufgaben sowie die individuellen Stärken und Entwicklungspotenziale der Mitarbeiter*innen genau kennt, kann sie sehr gezielt auf aktuelle Herausforderungen eingehen. Diese Nähe ermöglicht eine schnelle Reaktionsfähigkeit: besteht ein Coachingbedarf, kann der Prozess ohne Verzögerung gestartet werden, während die Beauftragung und Einarbeitung eines externen Coaches häufig mehrere Wochen in Anspruch nehmen. Besonders bei Themen, die die fachliche und methodische Kompetenz betreffen oder die Zusammenarbeit mit Kolleg*innen und Prozesspartner*innen beeinflussen, erweist sich das Linien-Coaching als effizient und praxisnah. Durch diese direkte Einbettung in den Arbeitsalltag lassen sich Maßnahmen leichter umsetzen, und die Ergebnisse des Coachings können unmittelbar überprüft und angepasst werden. Damit bietet das Linien-Coaching eine hohe Flexibilität und Handlungsnähe, die in dynamischen Arbeitsumfeldern einen entscheidenden Vorteil darstellt (Von Schumann und Böttcher 2016, S. 16).

Wenn Organisationen Linien-Coaching gezielt in ihre Personalentwicklungsstrategien integrieren, kann es zu einem wichtigen Bestandteil der Organisationsentwicklung werden. Es verknüpft die tägliche Arbeit mit gezieltem Lernen und macht Weiterqualifizierung direkt im Arbeitskontext möglich. Dadurch entsteht eine lernorientierte Unternehmenskultur, in der Mitarbeitende kontinuierlich neue Kompetenzen erwerben und ihr Wissen im Team teilen. Gleichzeitig können auch Führungskräfte ihre eigenen Kompetenzen durch den Coaching-Ansatz erweitern und festigen. Zusammenfassend lässt sich festhalten, dass Linien-Coaching – bei professioneller Umsetzung – einen positiven Einfluss auf die Entwicklung der Mitarbeitenden, die Führungskompetenz der Vorgesetzten und die Gesamtorganisation haben kann. Diese positiven Effekte wurden auch in einer aktuell durchgeführten Studie der Autoren bestätigt.

5 Das Wirkungsmodell der coachenden Führung

Linien-Coaching ist äußerst vielschichtig und erfordert eine individuelle Anpassung. Coachende Führungskräfte nehmen eine komplexe Rolle ein – dies wird auch in den Ergebnissen der Studie der Autoren gespiegelt – und sie müssen nicht nur über fachliche Kompetenzen und Leadership-Fähigkeiten verfügen, sondern auch in der Lage sein, die individuellen Bedürfnisse und Entwicklungsziele ihrer Mitarbeitenden zu erkennen und zu fördern. Der Erfolg dieser Führungsform hängt stark von der Anpassungsfähigkeit der Führungskraft ab, da Mitarbeitende unterschiedliche Bedürfnisse, Lernstile und Entwicklungsziele haben. Daher muss die Herangehensweise an jede Person und Situation individuell angepasst werden.

Zudem wird der Erfolg von Linien-Coaching von weiteren Faktoren beeinflusst. Führungskräfte müssen authentisch und ehrlich sein, Vertraulichkeit wahren, kongruentes Verhalten zeigen und in der Lage sein, Vertrauen aufzubauen. Doch auch unter optimalen Bedingungen läuft coachende Führung nicht immer reibungslos. Die Erkenntnisse dieser Studie zeigen, dass die Ausübung der coachenden Führung sowohl zu Inter- als auch Intrarollenkonflikten führen kann. Interessanterweise empfinden die Führungskräfte diese Konflikte jedoch nicht als störend oder als zwingende Probleme, die gelöst werden müssen. Vielmehr sind sie sich bewusst, dass bestimmte Konflikte in der Ausübung beider Rollen unvermeidbar und unlösbar sind. Diese Ambivalenz wird als Teil der Rolle akzeptiert und integriert, anstatt sie zu vermeiden. Führungskräfte müssen sich dieser Konflikte bewusst sein und Strategien entwickeln, um sie zu managen.

Um die komplexen Zusammenhänge und Herausforderungen coachender Führung zu verdeutlichen, haben die Autoren auf der Basis der Ergebnisse der genannten Studie ein Wirkungsmodell der coachenden Führung entwickelt.

G. Schiefer und C. K. Simo, *Linien-Coaching – die Integration von Führung und Coaching*, essentials, https://doi.org/10.1007/978-3-662-72575-7_5

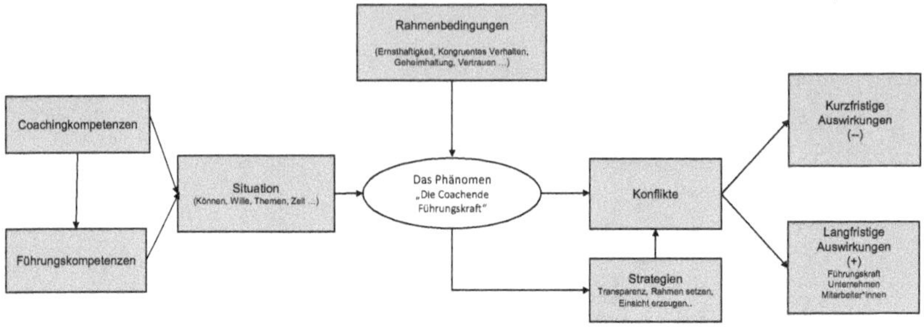

Abb. 5.1 Das Wirkungsmodell des Linien-Coachings. (Eigene Darstellung)

Dieses Modell untersucht, wie Führungskräfte den Rollenkonflikt zwischen Führung und Coaching erleben und welche Bewältigungsformen sie entwickeln. Es stellt die zentrale Frage, unter welchen Bedingungen das Konzept des Linien-Coachings sinnvoll ist und welche Chancen und Risiken es birgt. Außerdem beleuchtet das Modell die grundlegenden Voraussetzungen, die erforderlich sind, um dieses Konzept erfolgreich in die Praxis umzusetzen. Das Wirkungsmodell bietet eine wichtige Grundlage für die Weiterentwicklung und Implementierung von coachender Führung in unterschiedlichen Arbeitskontexten und kann als wertvolles Instrument für Organisationen dienen, die ihre Führungskräfte in dieser Doppelrolle stärken möchten (Abb. 5.1).

Das Modell gliedert sich in mehrere Teile, die eine bestimmte Abfolge haben. Die Pfeile zwischen den einzelnen Kategorien visualisieren die Beziehungen untereinander und zeigen die Richtung an, in der sich die Kategorien gegenseitig beeinflussen. Im Zentrum des Modells befindet sich (weiß markiert) das untersuchte Phänomen, nämlich die coachende Führungskraft. Der erste Modellteil, der den Startpunkt des Prozesses bildet, zeigt die sogenannten ursächlichen Bedingungen, aus denen das Phänomen entsteht. In diesem Modell sind es die Kategorien *Coachingkompetenzen*, *Führungskompetenzen* und die *Situation.*

Coachingkompetenzen sind eine unabdingbare Voraussetzung, um die eigenen Mitarbeiter*innen coachen zu können. Diese Kompetenzen können auf mehrere Weisen und in verschiedenen Formen erworben werden. Eine vollumfängliche Coaching-Ausbildung ist für Führungskräfte in der Regel nicht zwingend erforderlich, um grundlegende Coaching-Kompetenzen für das Linien-Coaching zu erwerben. In der Praxis zeigt sich, dass es für viele Organisationen weder realistisch noch wirtschaftlich ist, alle Führungskräfte umfassend auszubilden. Stattdessen kann eine gezielte, praxisnahe Weiterbildung ausreichen, um die erforderlichen Fähigkeiten für eine wirksame Umsetzung von Linien-Coaching zu entwickeln. Solche kompakten Weiterbildungsformate lassen sich in der Regel effizient in bestehende Personalentwicklungsprogramme integrieren und ermöglichen Führungskräften, ihre Rolle als coachende Begleiter*innen professionell und zielgerichtet wahrzunehmen.

Neben den Coachingkompetenzen spielen auch die Führungskompetenzen eine entscheidende Rolle. Führungskompetenz beschreibt die Fähigkeiten und Eigenschaften, die Führungskräfte benötigen, um Mitarbeitende wirksam zu leiten und organisationale Ziele zu erreichen. Nach der Definition des Bundesinstituts für Berufsbildung (BIBB 2020) umfasst Kompetenz die Verbindung von Wissen und Können und setzt sich aus fachlichen, sozialen und personalen Dimensionen zusammen. Die Fachkompetenz bildet die Grundlage wirksamer Führung. Sie umfasst das notwendige Wissen und die Erfahrung, um Aufgaben fachlich beurteilen, Entscheidungen fundiert treffen und Mitarbeitende anleiten zu können (Knobel 2023). Die Sozialkompetenz bezieht sich auf die Fähigkeit, konstruktive Beziehungen zu gestalten, Empathie zu zeigen, effektiv zu kommunizieren und Konflikte zu lösen (Kopf et al. 2010, S. 4). Sie ist entscheidend für ein positives Arbeitsklima und die Motivation der Mitarbeitenden. Die Personalkompetenz – auch Selbstkompetenz genannt – beschreibt die Fähigkeit zur Selbstreflexion, Verantwortungsübernahme und persönlichen Weiterentwicklung. Sie ermöglicht es Führungskräften, in komplexen Situationen souverän und authentisch zu handeln (Kopf et al. 2010, S. 5). Während Fachwissen die Grundlage für Entscheidungen bildet, ermöglichen soziale und personale Kompetenzen eine vertrauensvolle Zusammenarbeit und langfristige Mitarbeiterbindung. Um die coachende Führungskraft wirksam umsetzen zu können, müssen diese drei Kompetenzbereiche in einem ausgewogenen Verhältnis entwickelt und vorhanden sein.

Der Pfeil von den Coaching- zu den Führungskompetenzen zeigt, dass die Coachingkompetenzen einen Einfluss auf die Führungskompetenzen haben. Das Erlangen von Coachingkompetenzen zielt auch darauf ab, die Führungskompetenzen im Arbeitsalltag zu verbessern. Schulungen oder Seminare zum Thema *Coaching* werden von den Führungskräften als eine Möglichkeit zur Weiterentwicklung betrachtet.

Die dritte Komponente der ursächlichen Bedingungen ist die sogenannte Situation. Wenn die Führungskraft über Führungs- und Coachingkompetenzen verfügt, muss auch eine passende Situation vorhanden sein, damit die coachende Führungskraft entstehen kann. Viele Führungskräfte entscheiden eher intuitiv, wann sie klassisch führen und wann sie die Mitarbeiter*innen coachen sollten. Für sie ist es eine Herausforderung zu bestimmen, in welcher Situation welche Herangehensweise benötigt wird. Jedoch konnten einige Faktoren identifiziert werden, die eine solche Situation beeinflussen können:

- Coachingthemen und -gründe: Die coachende Führungskraft konzentriert sich auf bestimmte Themen im Arbeitskontext, z. B. Weiterentwicklung, Teamkonflikte, Herausforderungen und Unsicherheiten bei Aufgaben. Private Themen werden normalerweise nicht behandelt, und in Angelegenheiten wie Personalentscheidungen oder Sicherheitsfragen entscheidet die Führungskraft eher direktiv.
- Mitarbeiterfähigkeiten: Nicht alle Mitarbeiter*innen sind geeignet, gecoacht zu werden. Einige benötigen eine engere Führung und sind nicht für Linien-Coaching empfänglich.
- Mitarbeiterwille: Mitarbeiter*innen, die nicht bereit sind, gecoacht zu werden, oder Linien-Coaching ablehnen, werden von Führungskräften nicht gecoacht.
- Zeit: Coaching erfordert Zeit, sowohl von der Führungskraft als auch von den Mitarbeiter*innen. In Situationen, in denen schnelle Entscheidungen unter Zeitdruck getroffen werden müssen, wird das Linien-Coaching eher zurückgestellt.

Die Coaching- und die Führungskompetenzen sowie die Situation bilden in diesem Modell die Ausgangssituation, die mit dem Begriff *ursächliche Bedingungen* bezeichnet wird. Wenn diese drei Bedingungen erfüllt sind, kann die coachende Führungskraft entstehen.

Neben den ursächlichen Bedingungen gibt es weitere Rahmenbedingungen, die für die coachende Führungskraft eine Rolle spielen können. Die im Modell identifizierten Rahmenbedingungen, die am Rand des Modells positioniert sind und das Phänomen der coachenden Führungskraft beeinflussen können, spielen eine wesentliche Rolle bei der nachhaltigen Umsetzung dieses Phänomens. Obwohl sie nicht unbedingt das Auftreten des Phänomens bedingen, haben sie dennoch einen signifikanten Einfluss darauf, ob die coachende Führungskraft erfolgreich und effektiv ist. Die Ausprägung bzw. Umsetzung dieser Rahmenbedingungen im Führungsalltag kann entweder fördernd oder hemmend auf die coachende Führungskraft wirken. Im Modell sind die folgenden Rahmenbedingungen enthalten:

- Vertrauen und Ehrlichkeit: Vertrauen ist eine grundlegende Voraussetzung für erfolgreiches Linien-Coaching. Die Führungskraft und die Mitarbeiter*in müssen Vertrauen zueinander haben, um offen und ehrlich kommunizieren zu können.
- Freiwilligkeit: Linien-Coaching sollte auf freiwilliger Basis erfolgen. Mitarbeiter*innen sollten die Möglichkeit haben, am Linien-Coaching teilzunehmen, anstatt dazu gezwungen zu werden.
- Ernsthaftigkeit: Linien-Coaching erfordert eine ernsthafte Herangehensweise. Sowohl die Führungskraft als auch die Mitarbeiter*in müssen das Linien-Coaching ernst nehmen und sich aktiv daran beteiligen.
- Kongruentes Verhalten: Das Verhalten der Führungskraft sollte mit ihren Worten und Absichten übereinstimmen. Inkongruentes Verhalten kann das Vertrauen untergraben und die Wirksamkeit des Linien-Coachings beeinträchtigen.
- Geheimhaltung/Verschwiegenheit: Die Wahrung der Privatsphäre und die Verschwiegenheit sind in Coaching-Situationen von entscheidender Bedeutung. Mitarbeiter*innen müssen darauf vertrauen können, dass ihre Informationen vertraulich behandelt werden.

Diese Rahmenbedingungen können den Erfolg der coachenden Führungskraft wesentlich beeinflussen, abhängig von ihrer Umsetzung und Ausprägung im Führungsalltag.

Der rechte und letzte Teil des Modells bildet die Konsequenzen bzw. Effekte der coachenden Führungskraft ab, die in drei Oberkategorien unterteilt sind. Als coachende Führungskräfte stehen Vorgesetzte vor der Herausforderung, zwei Rollen gleichzeitig auszuüben: die des Coaches und die der disziplinarischen Führungskraft. Die von den Autoren durchgeführte Studie zeigt, dass dies häufig zu Interrollenkonflikten führt, bei denen die Anforderungen beider Rollen miteinander kollidieren. Gleichzeitig können auch Intrarollenkonflikte entstehen, wenn Führungskräfte innerhalb ihrer Rolle innere Spannungen erleben. Eine interviewte Führungskraft beschreibt dies treffend mit der Metapher: *„Du hast zwei Herzen in dir.“*

Die Ergebnisse der Studie verdeutlichen, dass die Entwicklung einer coachenden Führungskraft oft mit Herausforderungen und inneren Konflikten verbunden ist. Der Übergang von einer eher direktiven zu einer coachenden Rolle erfordert ein Umdenken und kann für Führungskräfte anfänglich mit Unsicherheit verbunden sein. Führungskräfte müssen lernen, einerseits eine unterstützende, entwicklungsorientierte Haltung einzunehmen, Mitarbeitende in ihrer Eigenverantwortung zu stärken und andererseits ihre disziplinarische Verantwortung zu wahren. Dies erfordert ein sensibles Austarieren von Nähe und Distanz sowie die Einhaltung klarer Grenzen. Dieses Gleichgewicht von Nähe und Distanz ist entscheidend, um die Glaubwürdigkeit in beiden Rollen zu erhalten.

Ein besonders konfliktträchtiger Bereich sind Leistungsbeurteilungen und Mitarbeitergespräche. Coachende Führungskräfte stehen hier vor der Herausforderung, das Wissen aus Coaching-Gesprächen strikt von der Rolle der Führungskraft zu trennen, um objektive Bewertungen vornehmen zu können. Gleichzeitig gilt es, Mitarbeitenden ein faires, transparentes Feedback zu geben, ohne die coachende Beziehung zu belasten. Diese Balance gelingt nur, wenn Führungskräfte eine klare Rollenbewusstheit entwickeln und konsequent zwischen Coaching- und Führungsaufgaben unterscheiden.

Darüber hinaus entstehen Spannungen beim Umgang mit dem Entwicklungspotenzial der Mitarbeitenden. Als Coach verfolgen Führungskräfte das Ziel, ihre Mitarbeitenden bestmöglich bei der Entfaltung ihrer Fähigkeiten zu unterstützen und deren Ressourcen zu mobilisieren. In der Praxis stoßen sie dabei jedoch häufig auf organisatorische Grenzen. Nicht jede gewünschte Weiterentwicklung oder Rollenveränderung lässt sich innerhalb der bestehenden Strukturen umsetzen. Dies kann für Führungskräfte problematisch werden, insbesondere dann, wenn im Coaching-Prozess deutlich wird, dass ein Mitarbeitender besser für eine andere Position geeignet wäre, diese jedoch im Unternehmen nicht verfügbar ist. In Einzelfällen kann dies sogar bedeuten, dass die optimale Entwicklungsperspektive nur außerhalb der Organisation liegt – eine Erkenntnis, die zu schwierigen Entscheidungen führen kann. Hier prallen die Interessen des Mitarbeitenden, der seine Entwicklung vorantreiben möchte, und die organisatorischen Anforderungen aufeinander.

Diese Beispiele verdeutlichen, dass coachende Führungskräfte häufig zwischen widersprüchlichen Erwartungen stehen. Auf der einen Seite besteht der Anspruch, die Mitarbeitenden individuell zu begleiten und zu fördern; auf der anderen Seite müssen sie die strategischen und wirtschaftlichen Ziele der Organisation im Blick behalten. Daraus ergeben sich oft Zielkonflikte, die nicht vollständig auflösbar sind. Erfolgreiche coachende Führung erfordert daher ein hohes Maß an Reflexionsfähigkeit, die Bereitschaft zur Selbstabgrenzung und die Fähigkeit, unterschiedliche Interessen transparent zu vermitteln.

Die von den Autoren durchgeführte Studie zeigt, dass die interviewten Führungskräfte die Konflikte zwischen den Rollen als Coach und Führungskraft deutlich wahrnehmen und akzeptieren, anstatt zu versuchen, sie vollständig aufzulösen. Die gleichzeitige Ausübung beider Rollen ist eine komplexe Aufgabe, für die es selten eindeutige oder einfache Lösungen gibt. Dies liegt insbesondere daran, dass die Interessen und Ziele des Coachs nicht immer mit den organisatorischen Anforderungen und Zielen der Führungskraft vereinbar sind. Führungskräfte haben daher Strategien entwickelt, um diese Spannungsfelder zu managen und sowohl Coaching als auch Führung wirksam ausüben zu können.

- Rollenwechsel bewusst gestalten

Ein zentrales Instrument im Umgang mit Konflikten ist die aktive Gestaltung des Rollenwechsels. Einige Führungskräfte praktizieren einen expliziten Rollenwechsel, indem sie ihren Mitarbeitenden klar ankündigen, in welcher Rolle sie gerade agieren – als Coach oder als Führungskraft. Diese Transparenz schafft Orientierung und erleichtert Mitarbeitenden die Einordnung von Aussagen und Entscheidungen. Andere bevorzugen einen impliziten Rollenwechsel, der sich stärker durch Haltung, Sprache und Interaktionsstil ausdrückt. Dieser Ansatz wirkt oft natürlicher und weniger formell, kann jedoch erfordern, dass Mitarbeitende die Rollenunterschiede eigenständig interpretieren. Beide Methoden sind wirksam, entscheidend ist die bewusste Rollengestaltung in Abhängigkeit von Situation und Kontext.

- Klare Rollentrennung

Einige Führungskräfte betonen die Notwendigkeit einer strikten Trennung zwischen Coaching- und Führungsrolle. Sie vermeiden bewusst, Coaching-Inhalte mit disziplinarischen Entscheidungen zu vermischen, um Klarheit und Vertrauen zu sichern. Diese Abgrenzung unterstützt sowohl die Führungskraft als auch die Mitarbeitenden dabei, Erwartungen realistisch einzuordnen und Missverständnisse zu verhindern.

- Transparenz und Sinnvermittlung

Konflikte entstehen häufig, wenn Mitarbeitende die Gründe für einen Rollenwechsel oder für bestimmte Entscheidungen nicht nachvollziehen können. Deshalb setzen viele Führungskräfte auf offene Kommunikation: Sie erklären, warum sie in einer Situation coachend agieren und in einer anderen direktive Führung übernehmen. Diese Sinnvermittlung stärkt das Vertrauen und beugt Missverständnissen vor. Gerade in komplexen, dynamischen Umfeldern – etwa der heutigen VUCA-Welt – wird die Fähigkeit, Entscheidungen nachvollziehbar zu begründen, zu einem wichtigen Erfolgsfaktor für coachende Führungskräfte.

- Klare Rahmenbedingungen schaffen

Eine weitere Strategie ist das Setzen klarer Rahmenbedingungen für den Einsatz von Coaching und Führung. Wenn Führungskräfte und Mitarbeitende von Beginn an wissen, wann Coaching gewünscht ist und wann direkte Führung erforderlich wird, reduziert dies Unsicherheiten und erleichtert die Zusammenarbeit. Ein klar definierter Rahmen verhindert auch, dass Führungskräfte zu stark ins Coaching abgleiten und dadurch unbewusst die Eigenverantwortung der Mitarbeitenden einschränken. Gleichzeitig schützt er davor, dass Coaching als Bevormundung wahrgenommen wird.

Allen Strategien gemeinsam ist das Ziel, eine Balance zwischen Nähe und Distanz zu finden. Coachende Führung erfordert Offenheit und Vertrauen, gleichzeitig müssen Führungskräfte ihre Rolle als Entscheidungsträger beibehalten und organisatorische Vorgaben berücksichtigen. Diese Balance zu halten ist entscheidend, um sowohl individuelle Entwicklungsprozesse zu fördern als auch den Unternehmenserfolg sicherzustellen. Insgesamt wird deutlich, dass die Ausübung einer coachenden Führungsrolle keinen Widerspruch darstellt, sondern vielmehr die Fähigkeit erfordert, bewusst zwischen den Rollen zu wechseln, klare Rahmenbedingungen zu setzen und Erwartungen transparent zu kommunizieren. Führungskräfte, die diese Strategien anwenden, sind besser in der Lage, Konflikte konstruktiv zu managen, das Vertrauen ihrer Mitarbeitenden zu stärken und gleichzeitig die Unternehmensziele im Blick zu behalten.

Letztendlich zeigt das Modell, dass Die Einführung der coachenden Führungskraft sowohl positive als auch negative Auswirkungen auf das Unternehmen, die Mitarbeiter*innen und die Führungskraft selbst hat. Dies kann in kurzfristige und langfristige Effekte unterteilt werden, wobei kurzfristig eher negative Effekte auftreten, während langfristig positive Veränderungen eintreten können. Ein erster negativer Punkt ist tatsächlich, dass die positiven Auswirkungen der coachenden Führungskraft nicht sofort messbar sind bzw. Zeit benötigen, um sich zu zeigen. Die Effizienz und die positiven Effekte der coachenden Führungskraft sind demnach nicht unmittelbar erkennbar und zeigen sich erst im Laufe der Zeit. Dies kann dazu führen, dass der Erfolg nicht sofort sichtbar ist und Führungskräfte, Mitarbeiter*innen und das Unternehmen Geduld benötigen. Diese langfristige Ausrichtung kann zu Demotivation führen, da die positiven Veränderungen nicht sofort sichtbar und die Beteiligten möglicherweise frustriert sind, dass sie die Auswirkungen nicht unmittelbar sehen können.

Ein weiterer Aspekt ist, dass die Einführung der coachenden Führungskraft zu Beginn mehr Zeit in Anspruch nimmt, sowohl für die Führungskraft als auch die Mitarbeiter*innen. Die Umstellung auf diese Führungsweise erfordert zusätzlichen Aufwand bzw. mehr Zeit, die möglicherweise aber knapp bemessen ist. Die Zeit, die in den Coaching-Prozess investiert werden muss, kann als Belastung empfunden werden, insbesondere wenn bereits viele andere Aufgaben erledigt werden müssen. Darüber hinaus kann die Einführung der coachenden Führungskraft für die Mitarbeiter*innen anstrengend sein, da sie ein Umdenken erfordert. Die Mitarbeiter*innen müssen sich daran gewöhnen, selbstständiger zu denken und Lösungen zu entwickeln, anstatt auf Anweisungen von der Führungskraft zu warten. Dieser Übergang kann für einige Mitarbeiter*innen herausfordernd sein und erfordert eine entsprechende Anpassung.

Insgesamt lässt sich festhalten, dass die Einführung der coachenden Führungskraft zwar mit Herausforderungen und Anpassungsprozessen verbunden sein kann, bevor die langfristigen positiven Effekte sichtbar werden. Die in den Interviews herausgearbeiteten Ergebnisse verdeutlichen jedoch, dass diese langfristigen Effekte von hoher Relevanz sind. Demnach hat die Etablierung einer coachenden Führungskultur nachhaltige positive Auswirkungen – sowohl auf die Führungskraft selbst als auch auf das Unternehmen und die Mitarbeiter*innen. Im Folgenden werden die zentralen positiven Effekte detaillierter dargestellt. Dabei wird aufgezeigt, wie coachende Führung nicht nur die individuelle Entwicklung der Mitarbeitenden fördert, sondern auch Motivation, Zufriedenheit und Zusammenarbeit stärkt und gleichzeitig zur Organisationsentwicklung beiträgt.

- Für die Führungskraft:
  - Selbstreflexion und persönliche Weiterentwicklung der Führungskraft: Nach Aussagen der interviewten Führungskräfte wird die coachende Führungskraft dazu ermutigt, sich selbst infrage zu stellen und kontinuierlich an ihrer eigenen Entwicklung zu arbeiten. Dies führt zu einem tieferen Verständnis ihrer Fähigkeiten und Schwächen und fördert ihre persönliche Entwicklung.
  - Aneignung von Coachingkompetenzen:
    Die Führungskraft entwickelt Coachingkompetenzen, die nicht nur im Coaching-Kontext, sondern auch in anderen Bereichen des Berufslebens von Nutzen sind. Dies umfasst verbesserte Kommunikationsfähigkeiten, Gesprächstechniken und Fragetechniken.
  - Mehr Freiraum für die Führungskraft:
    Obwohl die Einführung des coachenden Führungsstils anfangs mehr Zeit und Engagement erfordern kann, ermöglicht dieser der Führungskraft langfristig, sich auf strategische und wichtige Aufgaben zu konzentrieren. Coachende Führung gibt der Führungskraft langfristig die Freiheit, sich auf übergeordnete Aufgaben zu konzentrieren.

Insgesamt trägt die Entwicklung zur coachenden Führungskraft dazu bei, dass die Führungskraft effektiver und effizienter wird und sich gleichzeitig persönlich und beruflich weiterentwickelt. Dies hat positive Auswirkungen auf das Unternehmen und die Mitarbeiter*innen, da eine besser ausgebildete und reflektierte Führungskraft in der Lage ist, das Team erfolgreich zu führen.

- Für das Unternehmen:
  - Leistungssteigerung und Effizienz:
    Die Implementierung eines coachenden Führungsstils kann die Leistung und Effizienz der Mitarbeiter*innen verbessern. Dies kann sich in besseren Key Performance Indicators (KPIs) und einer insgesamt gesteigerten Effizienz des Unternehmens widerspiegeln.
  - Kosteneinsparungen:
    Einige der befragten Führungskräfte haben betont, dass der coachende Führungsstil langfristig in Kosteneinsparungen resultieren kann. Dies kann auf eine gesteigerte Effizienz und Produktivität der Mitarbeiter zurückzuführen sein.
  - Wettbewerbsvorteil:
    Einige Interviewpartner*innen sehen den coachenden Führungsstil als einen möglichen Wettbewerbsvorteil für das Unternehmen. Die Fähigkeit, Mitarbeiter*innen zu fördern und zu entwickeln, kann dazu beitragen, talentierte Fachkräfte anzuziehen und das Unternehmen von anderen abzuheben.
  - Mitarbeiter*innenbindung:
    Ein weiterer positiver Effekt kann eine erhöhte Mitarbeiter*innenbindung sein. Wenn Mitarbeitende das Gefühl haben, dass sie durch Coaching gefördert und unterstützt werden, sind sie eher bereit, dem Unternehmen treu zu bleiben und längerfristig in ihm zu arbeiten.
  - Verbessertes Arbeitsklima:
    Ein besserer Umgang und eine offene Kommunikation auf Augenhöhe zwischen Führungskraft und Mitarbeiter*innen können dazu beitragen, ein positives Unternehmensumfeld zu schaffen.

Zusammengefasst kann ein coachender Führungsstil langfristig positive Auswirkungen auf das Unternehmen haben, indem er die Leistungsfähigkeit steigert, Kosten senkt, die Mitarbeiterbindung erhöht und das Arbeitsklima verbessert. Dies kann dazu beitragen, dass das Unternehmen wettbewerbsfähiger wird und langfristigen Erfolg erzielt.

- Für die Mitarbeiter*innen:
  - Erhöhte Autonomie:
    Mitarbeiter*innen haben die Möglichkeit, mehr Kontrolle über ihre Arbeit zu übernehmen und selbst zu entscheiden, wie sie Aufgaben angehen. Dies führt zu einem gesteigerten Gefühl der Autonomie und Befähigung.
  - Steigerung der Zufriedenheit:
    Mitarbeiter*innen, die sich durch Coaching unterstützt fühlen, sind oft zufriedener mit ihrer Arbeit und ihrem Arbeitsumfeld. Das lässt sich auch in Mitarbeiter*innen-Umfrage feststellen.
  - Erhöhte Motivation:
    Die Möglichkeit, an der Festlegung von Zielen und der Gestaltung ihres Arbeitsprozesses teilzunehmen, kann die Motivation der Mitarbeiter*innen steigern. Sie fühlen sich stärker in den Gesamtprozess eingebunden und sind entsprechend motiviert, Ergebnisse zu erzielen.
  - Persönliches Wachstum:
    Mitarbeiter*innen haben die Gelegenheit, an ihren Fähigkeiten und Erfahrungen zu arbeiten und persönlich zu wachsen. Dies kann sich positiv auf ihre berufliche Entwicklung auswirken.
  - Verbesserter Teamgeist:
    Ein coachender Führungsstil kann zu einem verbesserten Teamgeist führen. Mitarbeiter*innen arbeiten enger zusammen und fühlen sich als Teil eines gemeinsamen Ziels.

Zusammengefasst können Mitarbeiter*innen durch einen coachenden Führungsstil in ihrer persönlichen und beruflichen Entwicklung unterstützt werden. Dies kann zu einer gesteigerten Zufriedenheit, Motivation und Leistungsfähigkeit führen und gleichzeitig die Bindung der Mitarbeiter*innen an das Unternehmen stärken.

6 Fazit

In einer sich kontinuierlich wandelnden Arbeitswelt, in der Mitarbeiter*innen vielfältige Anforderungen und Erwartungen an ihre Führungskräfte stellen, gewinnt die Idee der coachenden Führung zunehmend an Bedeutung. Dieser Ansatz rückt den Menschen stärker in den Mittelpunkt und zielt darauf ab, sowohl die individuelle Entwicklung der Mitarbeitenden zu fördern als auch die kollektive Leistungsfähigkeit von Teams zu steigern. Die in der Literatur über coachende Führung geführte Debatte ist kontrovers und vielschichtig. Es existieren sowohl überzeugende Argumente für die Umsetzung dieses Führungsstils als auch kritische Perspektiven, die dessen Herausforderungen und potenzielle Grenzen aufzeigen. Dennoch lässt sich feststellen, dass die Bedeutung und Anwendung der coachenden Führung in der heutigen Arbeitswelt weiter zunimmt – ein Hinweis auf deren Relevanz in einem Umfeld, das immer stärker von Dynamik, Unsicherheit und Innovationsdruck geprägt ist.

Die Ergebnisse einer von den Autoren durchgeführten Studie verdeutlichen, dass der Erfolg des Linien-Coachings von einer Vielzahl an Faktoren beeinflusst wird. Neben den offensichtlichen Kompetenzen wie fachlichem Know-how, Kommunikationsgeschick und der Fähigkeit, Empathie zu zeigen, spielen persönliche Eigenschaften wie Ehrlichkeit, kongruentes Verhalten und die Fähigkeit, Vertrauen aufzubauen, eine zentrale Rolle. Diese Aspekte bestimmen maßgeblich, wie effektiv und nachhaltig eine Führungskraft im Sinne der coachenden Führung agieren kann. Gleichzeitig wurde jedoch auch festgestellt, dass die Doppelrolle als Führungskraft und Coach konfliktbehaftet ist. Die Anforderungen beider Rollen können sich teilweise widersprechen, was für Führungskräfte eine Gratwanderung darstellt. Interessanterweise betrachten die befragten Führungskräfte diese Konflikte nicht als übermäßig belastend, sondern als Herausforderungen,

G. Schiefer und C. K. Simo, *Linien-Coaching – die Integration von Führung und Coaching*, essentials, https://doi.org/10.1007/978-3-662-72575-7_6

denen sie mit einer bewussten und reflektierten Haltung begegnen. Sie entwickeln gezielt Strategien, um die Spannungen und Konflikte zu managen, und betrachten diesen Prozess als Teil ihrer professionellen Weiterentwicklung.

Dieses essential zum Thema Linien-Coaching trägt dazu bei, das Verständnis für die Bedeutung der coachenden Führung in der modernen Arbeitswelt zu vertiefen. Es liefert nicht nur Erkenntnisse darüber, welche Faktoren den Erfolg dieses Führungsansatzes maßgeblich beeinflussen, sondern bietet auch praxisorientierte Empfehlungen für Führungskräfte und Organisationen, die eine solche Führungspraxis implementieren möchten. Es zeigt sich, dass die positiven Effekte einer coachenden Führung sowohl auf individueller als auch auf organisatorischer Ebene bemerkenswert sind. Sie reicht von einer erhöhten Mitarbeiter*innenbindung und gesteigerter Teamleistung bis hin zu einem verbesserten Wohlbefinden und einer stärkeren Zufriedenheit der Mitarbeitenden. Allerdings sind diese Vorteile nicht automatisch gegeben. Sie erfordern eine konsequente Investition in die Weiterentwicklung der Führungskräfte sowie die Schaffung geeigneter Rahmenbedingungen durch die Organisationen. Organisationen, die den Ansatz der coachenden Führung fördern möchten, sollten daher gezielt Schulungsprogramme, Coaching-Formate und eine wertschätzende Unternehmenskultur etablieren, um die notwendigen Kompetenzen bei ihren Führungskräften langfristig aufzubauen und zu stärken.

Zusammenfassend lässt sich sagen, dass Linien-Coaching keine universelle Lösung für alle Herausforderungen in der Arbeitswelt ist, jedoch eine vielversprechende Möglichkeit bietet, den gestiegenen Anforderungen an moderne Führung gerecht zu werden. Sie verbindet die persönliche Entwicklung der Mitarbeitenden mit den strategischen Zielen der Organisation und kann damit einen wichtigen Beitrag zur langfristigen Wettbewerbsfähigkeit leisten. Diese Arbeit unterstreicht, dass die Etablierung dieser Führungsphilosophie zwar mit Herausforderungen verbunden ist, jedoch ein lohnenswerter Prozess darstellt, um eine nachhaltige und menschzentrierte Arbeitskultur zu fördern.

Praxisorientierte Empfehlungen im Überblick

Für Führungskräfte

- Bewusstsein für die Doppelrolle entwickeln und je nach Situation (zum Beispiel Thema, Mitarbeiterfähigkeit und Mitarbeiterbereitschaft) flexibel zwischen beiden Rollen wechseln.
- Coaching-Kompetenzen gezielt aufbauen
- Rahmenbedingungen beachten: Aspekte wie z. B. Vertrauen, kongruentes Verhalten, Vertraulichkeit und Transparenz sind entscheidend, da sie den Erfolg von Linien-Coaching maßgeblich beeinflussen.

- Konfliktbewusstsein entwickeln und verschiedene Strategien im Umgang mit diesen Konflikten erlernen und anwenden.
- Geduld und langfristige Planung: Linien-Coaching ist ein Entwicklungsprozess, dessen Wirkung sich oft erst mittel- bis langfristig entfaltet.

Für Organisationen

- Klare Rahmenbedingungen schaffen: Unternehmen sollten verbindliche Leitlinien für die Implementierung und Anwendung von Linien-Coaching etablieren, um einheitliche Standards zu gewährleisten.
- Partizipative und transformationale Organisationskultur fördern
- Trainings- und Weiterbildungsprogramme anbieten.
- Zeitliche Ressourcen bereitstellen: Führungskräfte benötigen ausreichend Zeit für Coachingprozesse, um Mitarbeitende individuell fördern und begleiten zu können.
- Geduld und nachhaltige Implementierung: Linien-Coaching sollte nicht als kurzfristige Maßnahme verstanden werden. Stattdessen müssen Organisationen es als langfristige Investition in Führungskultur, Mitarbeiterbindung und Organisationsentwicklung betrachten.

Was Sie aus diesem *essential* mitnehmen können

- Coachende Führung bzw. Linien-Coaching ist komplex und kontextabhängig – es erfordert nicht nur Fach- und Führungskompetenz, sondern auch die Fähigkeit, auf individuelle Bedürfnisse der Mitarbeitenden einzugehen.
- Der Rollenkonflikt zwischen Führen und Coachen ist immer vorhanden – Führungskräfte erleben Spannungen, die nicht ganz aufzulösen sind, aber mit geeigneten Strategien bewältigt werden können.
- Coachende Führung zeigt positive Wirkungen – sie wirkt sich förderlich auf Mitarbeitende, Organisationen und auch auf die Führungskraft selbst aus.
- Linien-Coaching gilt als zukunftsweisendes Modell – Die befragten Führungskräfte sehen in ihr eine zentrale Kompetenz für die Führung der Zukunft.

G. Schiefer und C. K. Simo, *Linien-Coaching – die Integration von Führung und Coaching*, essentials, https://doi.org/10.1007/978-3-662-72575-7

Literatur

Bachmann, T., & Steinke, I. (2019). Coaching-Prozesse. In Deutscher Bundesverband Coaching e. V. (Hrsg.), *Leitlinien und Empfehlungen für die Entwicklung von Coaching als Profession* (S. 75–96). Osnabrück: DBVC.

Baraldi, C. (1997). Erwartungen. In B. Claudio, C. Giancarlo & E. Elena (Hrsg), *GLU: Glossar zu Niklas Luhmanns Theorie soziales System* (S. 45–49). Frankfurt a. M.: Suhrkamp.

Barrett, R. (2016). *Werteorientierte Unternehmensführung.* Berlin, Heidelberg: Springer Gabler.

Bartlakowski, K. (2016). *Die Führungskraft als Coach: Ein Plädoyer für eine beziehungsorientierte Führungskultur. Bibliothekdienst* 50(5), 474–485. https://doi.org/10.1515/bd-2016-0048

Bass, B. M. (1986). *Charisma entwickeln und zielführend einsetzen.* Landsberg: Moderne Industrie.

Bayer, H. (1995). Coaching Kompetenz: Persönlichkeit und Führungspsychologie. München, Basel: Ernst Reinhardt Verlag.

Bell, B. S., & Kozlowski, S. W. J. (2008). Active learning: Effects of core training design elements on self-regulatory processes, learning, and adaptability. Journal of Applied Psychology, 93, 296– 316. https://doi.org/10.1037/0021-9010.93.2.296

Berger, P. (2018). *Praxiswissen Führung*: Grundlagen – Reflexion – Haltung. Berlin: Springer.

BIBB (2020). Definition und Kontextualisierung des Kompetenzbegriffes. Abgerufen am 25.08.2025, von *BIBB/Definition Kompetenzbegriff*

Böning, U. (2015). *Coaching jenseits von Tools und Techniken: Philosophie und Psychologie des Coachings aus systemischer Sicht.* Berlin, Heidelberg: Springer Verlag.

Borg-Laufs, M. (2017). Verhaltensorientiertes Coaching an der Hochschule. In B. Szczyrba, T. van Treeck, B. Wildt & J. Wildt (Hrsg.), *Coaching (in) Diversity an Hochschulen* (S. 105-118). Wiesbaden: Springer.

Breuer, F., Muckel, P., & Dieris, B. (2019). *Reflexive Grounded Theory: Eine Einführung für die Forschungspraxis* (4. Aufl.). Wiesbaden: Springer.

Bröckermann, R. (2011). *Führungskompetenz: Versiert kommunizieren und motivieren, Ziele vereinbaren und planen, fordern und fördern, kooperieren und beurteilen.* Stuttgart: Schäffer-Poeschel.

G. Schiefer und C. K. Simo, *Linien-Coaching – die Integration von Führung und Coaching*, essentials, https://doi.org/10.1007/978-3-662-72575-7

Brodbeck, F. C. (2016). *Internationale Führung: Das GLOBE-Brevier in der Praxis.* Berlin, Heidelberg: Springer.

Burns, J. (1978). *Leadership.* New York: Harper Perennial Modern Classics.

Creusen, U., Gall, B., & Hackl O. (2017). Digital Leadership: Führung in Zeiten des digitalen Wandels.Wiesbaden: Springer.

Dahrendorf, R. (1965). *Homo Sociologicus.* Ein Versuch zur Geschichte, Bedeutung und Kritik der Kategorie der sozialen Rolle. Köln, Opladen: WDV.

DBVC e. V. (Hrsg.). (2019). Leitlinien und Empfehlung für die Entwicklung von Coaching als Profession: Kompendium mit den Professionsstandards des DBVC (5. Aufl.). Osnabrück: DBVC.

Edmondson, A. (2019). The Role of Psychological Safety: Maximizing Employee Input and Commitment. *Leader to leader Journal, 92*, 13–19. https://doi.org/10.1002/ltl.20419

Ellebracht, H., Lenz, G., & Osterhold G. (2009). *Systemische Organisations- und Unternehmensberatung: Praxishandbuch für Berater und Führungskräfte* (3. Aufl.). Wiesbaden: Gabler.

Eversmann, J. (2012). *Coaching durch den Vorgesetzten.* In *Coaching-Magazin.* Abgerufen am 03.04.2021, von https://www.coaching-magazin.de/wissenschaft/coaching-durch-den-vorgesetzten.

Drath, K. (2012). *Coaching und seine Wurzeln: Erfolgreiche Interventionen und ihre Ursprünge.* Freiburg: Haufe.

Fischer, H. (1998). Coaching: *Nichts für Vorgesetzte? Möglichkeiten und Grenzen aus systemischer Sicht.* Abgerufen am 04.05.2021, von https://www.systemagazin.de/bibliothek/texte/fischer_Coaching.pdf

Fischer-Epe, M. (2002): Coaching. Miteinander Ziele erreichen. Reinbek: Rowohlt.

Fischer-Epe, M. (2019). *Coaching: Miteinander Ziele erreichen* (8. Aufl.). Reinbek: Rowohlt.

Franken, S. (2016). *Führen in der Arbeitswelt der Zukunft.* Wiesbaden: Springer Gabler.

Funk, M. (2014). *Coaching durch den eigenen Vorgesetzten: Wann kann der Chef die eigenen Mitarbeiter coachen?.* Hamburg: Bachelor + Master publishing.

Gasche, R. (2021). Chefsache Coaching: Dimensionen eines wirksamen Business-Tools. Wiesbaden: Springer.

Grant, A. M. (2006). An integrative goal-focused approach to executive coaching. In D.R. Stober & A.M. Grant (Eds.), *Evidence based coaching handbook: Putting best practices to work for your clients* (S. 153–192). New York: John Wiley & Sons.

Grant, A. M., Curtayne, L., & Burton, G. (2009). Executive coaching enhances goal attainment, resilience and workplace well-being: A randomised controlled study. *The Journal of Positive Psychology*, 4, 396–407. https://doi.org/10.1080/17439760902992456

Gregory, J. B., & Levy, P. E. (2011). It's not me, it's you: A multilevel examination of variables that impact employee coaching relationships. *Consulting Psychology Journal: Practice and Research, 63*(2), 67–88. https://doi.org/10.1037/a0024152

Greif, S. (2008). *Coaching und ergebnisorientierte Selbstreflexion.* Göttingen: Hogrefe.

Hagehülsmann, H. (2017). Transaktionsanalyse: Vielfalt in Theorie und Praxis. In B. Szczyrba, T. van Treeck, B. Wildt & J. Wildt (Hrsg.), *Coaching (in) Diversity an Hochschulen* (S. 137-156). Wiesbaden: Springer.

HayGroup. (2011). *Führungskräfte für eine neue Welt: Was die Zukunft von Führungskräften verlangt.* o.O.

Jones, R. J., Woods, S. A., & Guillaume, R.F. (2016). The effectiveness of workplace coaching: A meta-analysis of learning and performance outcomes from coaching. *Journal of Occupational and Organizational Psychology 89(2)*, https://doi.org/10.1111/joop.12119

Hinkelmann, R., & Enzweiler, T. (2018). Führung als Führungsintrument: Neue Leadership-Konzepte für das digitale Zeitalter. Wiesbaden: Springer.

Kluge, F., & Seebold, E. (Hrsg.). (2001). *Etymologisches Wörterbuch der deutschen Sprache* (24. Aufl.). Berlin: Walter de Gruyter.

Knobel, U.H. (2023). Führen mit Kompetenz: Vom Führungsversagen zum Führungserfolg. Berlin: Springer.

Kopf, M., Leibold, J., & Seidl, T. (2010). Kompetenzen in Lehrveranstaltungen und Prüfungen. Mainzer Beiträge zur Hochschulentwicklung, Band 16, 2010. https://www.zq.uni-mainz.de/files/2018/04/Band16.pdf (abgerufen am 01.09.2025)

Kühl, S. (2018). Rollen als Grundlagenthema im Coaching. In S. Greif, H. Möller & W. Scholl (Hrsg.), *Handbuch Schlüsselkonzepte im Coaching* (S. 495-502). Berlin: Springer.

Kühl, S., Schäfer, E., & Lampert, A. (2019). *Coaching durch die Führungskraft als Beratungsformat*. OSC, 26, 93-107. https://doi.org/10.1007/s11613-019-00593-z

Landes, M., & Steiner, E. (Hrsg.). 2013. *Psychologie der Wirtschaft*. Wiesbaden: Springer.

Lange, C., & Webers, T. (2020). *Die Führungskraft als Coach aus Mitarbeitersicht – Eine qualitative Studie*. OSC, 27, 185-198. https://doi.org/10.1007/s11613-020-00648-6

Linden, M. (2009). Brauchen wir noch Psychotherapieschulen bzw. -verfahren? Pro. Psychotherapie ohne Psychotherapieschulen ist grundsätzlich nicht möglich. Verhaltenstherapie, 19, 263–267. https://doi.org/10.1159/000252769

Lindner, D., & Greff, T (2018). *Führung im Zeitalter der Digitalisierung – was sagen Führungskräfte? HMD*, 56, 628–646. https://doi.org/10.1365/s40702-018-00447-9

Lippmann, E. (Hrsg.). (2013). *Coaching: Angewandte Psychologie für die Beratungspraxis*. Berlin, Heidelberg: Springer.

Lippmann, E. (2007). Coaching durch die Führungskraft – eine kritische Betrachtung. In A. Schreyögg & C. J. Schmidt-Lellek (Hrsg.), Konzepte des Coaching (S. 246–250). Wiesbaden: Springer

Lippmann, E. (2005). *„Coaching" durch die Führungskraft – eine kritische Betrachtung. OSC*, 12, 273–277. https://doi.org/10.1007/s11613-005-0113-7

Looss, W. (1997). *Unter vier Augen: Coaching für Manager* (4. Aufl.). Landsberg, Lech: Moderne Industrie.

Middendorf, J. (2019). *Lösungsorientiertes Coaching: Kurzzeit-Coaching für die Praxis* (2. Aufl.). Wiesbaden: Springer.

Miebach, B. (2014). *Soziologische Handlungstheorie: Eine Einführung* (4. Aufl.). Wiesbaden: Springer.

Myers, D. G. (2014). *Psychologie* (3. Aufl.). Berlin, Heidelberg: Springer.

Negri, C. (Hrsg.). (2019). *Führen in der Arbeitswelt 4.0*. Berlin: Springer.

Neukom, M., Kiel, V., Meier, R., & Storch, M. (2013). Rollen als Grundlagenthema im Coaching. In E. Lippmann (Hrsg.), Coaching: Angewandte Psychologie für die Beratungspraxis (S. 53-84). Berlin, Heidelberg: Springer.

Öhlschlegel-Haubrock, S., Rach, S., & Wolf, J. (2016). Von der Führungskraft zum Coach. Stuttgart: Kohl-hammer.

Pelz, W. (2016). Transformationale Führung – Forschungsstand und Umsetzung in der Praxis. In C. Von Au (Hrsg.), *Wirksame und nachhaltige Führungsansätze* (S. 93-112). Wiesbaden: Springer.

Petry, T. (2018). *Agile Führung als Antwort auf eine VUCA Umwelt*. PERSONALquarterly, 03/18, 18–23. Abgerufen am 03.04.2021, von https://www.haufe.de/download/personalquarterly-32018-agilitaet-personalquarterly-455260.pdf

Radatz, S. (2018). *Beratung ohne Ratschlag: Systemisches Coaching für Führungskräfte und BeraterInnen*. Wolkersdorf: Literatur-vsm.

Rauen, C. (Hrsg.) (2021). *Handbuch Coaching* (4. Aufl.). Göttingen: Hogrefe.

Rauen, C. (2014). *Coaching* (3. Aufl.). Göttingen: Hogrefe.

Ryba, A. (2021). Coaching-Ansätze im Überblick. In C. Rauen (Hrsg.), *Handbuch Coaching* (S. 375-399). Göttingen: Hogrefe.

Schnelle, T., Schnelle W., & Kühl, S. (2004). Führen ohne Führung. In Harvard Business Manager H.1, S. 71–79.

Schiefer, G., & Nitsche, H. (2019). *Die Rolle der Führungskraft in agilen Organisationen: Wie Führungskräfte und Unternehmen jetzt umdenken sollten*. Wiesbaden: Springer. https://doi.org/10.1007/978-3-658-27437-5

Schreyögg, A. (2013). *Coaching und/oder Supervision: Anmerkungen zur Präzisierung der beiden Beratungsformate*. OSC, 20, 231-235. https://doi.org/10.1007/s11613-013-0326-0

Schreyögg, A. (2011). *Wie feldabhängig sind Coaching und Supervision?*. OSC, 10, 217–226. https://doi.org/10.1007/s11613-011-0245-x

Schreyögg, A. (2003). *Die Differenzen zwischen Supervision und Coaching*. OSC, 18, 239–241. https://doi.org/10.1007/s11613-003-0025-3

Schreyögg, A., Bachmann, T., & Dallüge, T. (2019). Abgrenzung zu anderen Beratungsformaten. In Deutscher Bundesverband Coaching e. V. (Hrsg.), *Leitlinien und Empfehlungen für die Entwicklung von Coaching als Profession* (S. 28–35). Osnabrück: DBVC.

Schulz-Hardt, S., & Brodbeck, F. C. (2014). Gruppenleistung und Führung. In J. Klaus, W. Stroebe & M. Hewstone (Hrsg.), *Sozialpsychologie* (S. 469-505). Berlin, Heidelberg: Springer.

Schumacher, O. (2011). *Verkaufen auf Augenhöhe: Wie Sie wertschätzend kommunizieren und Kunden nachhaltig überzeugen – ein Workbook*. Wiesbaden: Gabler.

Schwab, K. (2016). Die Vierte Industrielle Revolution. Abgerufen am 29.07.2025, von http://www.handelsblatt.com/politik/international/davos/davos 2016-die-vierte-industrielle-revolution/12836622.html

Sedlaczek, L., & Webers, T. (2015). *Ist eine Coaching-Kompetenz nützlich für Führungskräfte?* OSC, 22, 437-446. https://doi.org/10.1007/s11613-015-0440-2

Steinke, I., & Rauen, C. (2019). Professionelle Standards für Aus- und Weiterbildung. In Deutscher Bundesverband Coaching e. V. (Hrsg.), *Leitlinien und Empfehlungen für die Entwicklung von Coaching als Profession* (S. 97–115). o.O.

Stephan, M., Gross, P.-P., & Hildebrandt, N. (2010). Management von Coaching. Organisation und Marketing innovativer Personalentwicklungsdienstleistung. Stuttgart: W. Kohlhammer

Strauss, A., & Corbin, J. (1996). *Grounded Theory: Grundlagen qualitativer Sozialforschung*. Weinheim: Psychologie Verlags Union.

Unkrig, E. R. (2020). *Mandate der Führung 4.0: Agilität – Resilienz-Vitalität*. Wiesbaden: Springer.

Van Dick, R., & Fink, L. (2019). *Führungsstile: Prominenten und Persönlichkeiten über die Schulter geschaut*. Berlin: Springer.
Vogelauer, W. (2007). *Trigon Coaching Befragung 2007*. o.O.
Von Au, C. (Hrsg.). (2016). *Wirksame und nachhaltige Führungsansätze: System, Beziehung, Haltung und Individualität*. Wiesbaden: Springer.
Von Rosenstiel, L., & Nerdinger, W. (2020). Führung: Basiswissen und Perspektiven. In L. von Rosenstiel, E. Regnet & M. E. Domsch (Hrsg.), *Führung von Mitarbeitern: Handbuch für erfolgreiches Personalmanagement* (S. 17-54). Stuttgart: Schäffer-Poeschel.
Von Schumann, K. (2014). Coaching im Aufwind. Professionelles Business-Coaching: Inhalte, Prozesse, Ergebnisse und Trends. Wiesbaden: Springer.
Von Schumann, K., & Böttcher, T. (2016). Coaching als Führungsstil. Eine Einführung für Führungskräfte, Personalentwickler und Berater. Wiesbaden: Springer.
Webers, T. (2015). Systemisches Coaching: Psychologische Grundlagen (2. Auflage). Berlin: Springer.
Wenson, J.E. (2010). After-coaching leadership skills and their impact on direct reports: recommendations for organizations. Human Resource Development International, 13 (5), 607–616. https://doi.org/10.1080/13678868.2010.520485.
Wert, L., & Mayer, J. (2008). *Sozialpsychologie*. Berlin, Heidelberg: Springer.
Wörner, M. (2015). *Die Bedeutung von Rollen in der Mediation*. o.O.

FSC
www.fsc.org
MIX
Papier | Fördert
gute Waldnutzung
FSC® C083411

Kolibri 360 GmbH
Ferdinand-Jühlke-Straße 7
99095 Erfurt, Deutschland
produktsicherheit@kolibri360.de